ESSAI

PHYSIOLOGIQUE

SUR

LA GANGRENE HUMIDE.

ESSAI

SUR LA NATURE

ET LES PROGRÈS

DE

LA GANGRENE HUMIDE,

VULGAIREMENT DITE

POURRITURE;

*Maladie chirurgicale affez fréquente dans les Hôpi-
taux, confidérée comme la caufe & l'effet de l'impureté de l'air inféparable de ces Maifons.*

Sed hoc, quidquid eft, utilitas excogitavit. Quintil. lib. 3. cap. 13.

Par *M. H. J. POINTE*, ancien Eleve en Chirurgie, de
l'Hôpital-général de Notre-Dame de Pitié du Pont du
Rhône & grand Hôtel-Dieu de la Ville de Lyon.

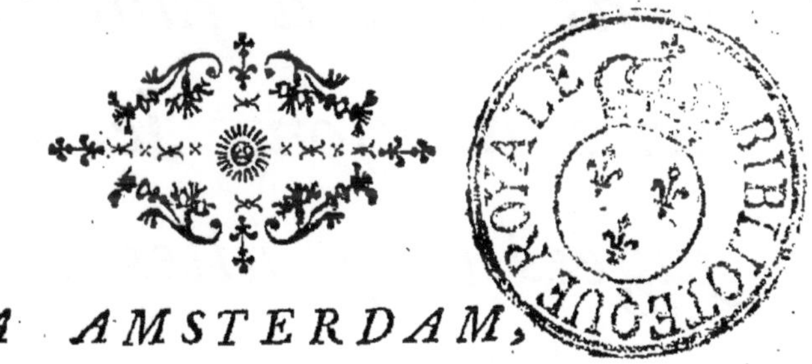

A AMSTERDAM,

& fe vend à LYON,

Chez **JACQUENOD** pere & **RUSAND**, Libraires,
rue Merciere, vis-à-vis rue Tupin.

M. DCC. LXVIII.

AVERTISSEMENT

DE L'ÉDITEUR.

UN Eleve de l'Hôtel-Dieu de Lyon m'a communiqué des observations qu'il a faites dans cette Maison. Je les ai jugées trop utiles à l'humanité pour en priver le Public. J'espere qu'il me saura gré du zele que je lui témoigne. *L'Auteur*, en travaillant à ce recueil, étoit bien éloigné de croire qu'il fût digne de l'impreſſion ; il l'avoit plutôt fait pour ſe rendre compte de ſes études que pour s'ériger en Maître : telle eſt la cauſe des négligences de ſon ſtyle. Je n'ai pas jugé à propos de lui faire aucune correction, parce que dans le genre didactique, l'on doit sacrifier l'utile à l'agréable : *Ornari res ipsa negat, contenta doceri* *. Je ne saurois trop exhorter les jeunes Eleves en Chirurgie de lire cet Essai & de concourir à le perfectionner par leur étude & leurs travaux : si le succès ne répond pas à

----

* Manilius.

leur zele, ils auront du moins la gloire d'avoir voulu être utiles.

ESSAI

ESSAI

SUR
LA GANGRENE
HUMIDE.

*La décompofition des corps eft une
fuite rétrograde des mouvemens de
leur compofition , ordinairement
beaucoup plus rapides, modifiés par
des agens communs , & déterminés
en des progrès plus ou moins confidérables , fuivant leur concurrence
& leur combinaifon; c'eft ce que l'on
va effayer de démontrer.*

1. LA fanté parfaite du corps
humain fuppofe , non feu-
lement l'intégrité de tou-
tes les parties correfpondantes à leur

A

équilibre, mais encore une suite de mouvemens qui, considérés en totalité, & comme n'en faisant qu'un seul, tendent à directement s'opposer à toute intervention d'action spontanée * intermédiaire.

2. Peu d'hommes jouissent de cette bonne disposition (1) de leur corps, ou, pour mieux dire, aucun homme ne passe sa vie, pour peu qu'elle soit prolongée, sans subir les effets d'une altération marquée, qui quelquefois même se trouve continuée depuis sa naissance jusqu'à sa mort.

3. Comme l'on ne trouve formellement dans la nature aucune substance qu'on puisse proprement regarder comme simple, il est constant que la variété du mixte le fait jouir par-tout d'un principe moteur, qui, en constituant son existence, tend à

---

* L'action spontanée est celle qui, par une intrinsèque décomposition de substance, prend le dessus sur les causes actives & sensibles qui déterminent l'organisation d'une partie. C'est proprement la maladie dans le corps humain. Voyez ci-après, n°. 16,

la destruction *. Tout corps destiné
& employé à notre nourriture con-
tient en lui-même, dans un plus ou
moins grand degré, ce principe,
qui ne doit point être souftrait à
l'action des vaiffeaux humains qu'il
doit parcourir, lefquels, fuivant
leur nature, lui impriment, chacun
à leur tour, une forme différente,
qui eft fucceffivement variée jufqu'à
expulfion de ce même corps alimentaire, qui devient excrément. Si les
uns ou les autres de ces vaiffeaux
viennent à manquer en quelque point
leur jeu, les fubftances à eux fou-
mifes fuivront néceffairement le pen-
chant de leur principe moteur, &
cefferont d'être conformes à la réaction
fucceffive qu'elles doivent fubir de
la part d'autres vaiffeaux, par où

---

* Le grand Boerhaave nous à dit : *que la
même chofe qui nous fait vivre, nous détruit
inévitablement.* Ce principe eft applicable à
tous les êtres créés, puifqu'il n'y en a aucun
qui avec le temps ne foit fucceptible par lui-
même, non feulement de fa décompofition,
mais encore de fa deftruction la plus parfaite.

les loix de la circulation les oblige-
ront de paffer : mais ce défaut de
correfpondance eft le plus ordinairement fi léger & fi infenfible, au
point même qu'il ne produit ni obf-
truction ni maladie ; il laiffe feulement à la fubftance alimentaire
cette qualité, connue en médecine
fous le nom de *crudité*, mais fimple,
qui, avec les modifications qu'elle
a reçues des vaiffeaux humains, la
rend, après fon expulfion, fufceptible
de mouvemens fpontanés, plus forts
& plus confidérables ; de-là, l'odeur
fétide & puante des excrémens dans
ces cas.

4, De-là (3) il eft clair que, fi
l'homme jouiffoit de cette parfaite
fanté (1), les excréments, même les
plus groffiers de fon corps, ne devroient, à leur fortie, avoir contracté
& encore moins répandre prefque
aucune odeur fétide ni puante, fi ce
n'eft lorfqu'ils ont fubi les effets de
l'altération que lui impriment l'air &
les autres agens extérieurs de leur
décompofition : il eft probable même

que certaines fubftances, prifes par la bouche, ne conferveroient pas à leur excrétion leur odeur caractériftique, comme font la thérébentine, le fromage, &c. ce qui n'arrive que parce que leur parfaite digeftion ne peut s'opérer que fur une quantité de ces fubftances beaucoup moindre que celle fous laquelle on les prend ordinairement. Or, à ce titre, il fembleroit concluant qu'aucun homme n'eft fain; c'eft cependant du réfultat des circonf- tances qui accompagnent cette imparfaite fanté, état qui néanmoins n'empêche pas de vivre, qu'il faut prendre, quoiqu'encore bien confufément, le principe de l'impureté de l'air dans les Hôpitaux.

5. En général donc la puanteur & la fétidité d'un corps quelconque n'arrive qu'en conféquence de fon altération par les effets commencés des mouvements fpontanés, c'eft-à-dire, par la décompofition de fes parties intégrantes, fuite des premiers mouvemens naturels, abolis, détériorés, enfuite augmentés, & par les caufes

concurrentes à cette même décompofition , combinés à dégénérer en mouvemens intrinfeques tout oppofés ou
contre nature.

6. L'air n'eft jamais pur , il eft
toujours plus ou moins chargé des
corpufcules qui s'exhalent de la terre,
de l'eau & des autres parties que
fupportent ces deux élémens ; fon
élafticité eft un effet réfultant de fes
autres qualités , dépendant principalement de fon étendue & de la liberté
de fes principes néceffaires à la tranf-
migration des particules de toutes les
natures, qu'il ne peut éviter d'abforber continuellement des corps qu'il
environne.

7. Plus les corps fubfiftent par des
mouvemens différens, plus cette même variété de mouvemens fe trouve
en défaut de proportion avec leur
vîteffe & leur quantité fpécifique dans
les corps qui les fubiffent; & plus la
chaleur & l'évaporation y font grandes,
moins par conféquent leur vie eft durable
en général. Quelque petites & quelque
nombreufes que foient les particules

exhalantes d'un corps, elles doivent nécessairement y être remplacées par l'air ou par d'autres parties que cet élément y envoie ou qu'il y accompagne.

8. L'air se trouve par-là (7) chargé de corpuscules de bien différente nature, & c'est pour cet élément une digestion à faire que de les purifier, c'est-à-dire, de rendre homogene le résultat de tous ces mêlanges, dont les parties les plus grossieres doivent être les premieres à se trouver précipitées.

9. Une maladie ne sauroit exister dans un corps animé, ou du moins la nature ne sauroit procéder à la guérison d'un malade sans addition (7) de mouvement dans ses agens ; de-là une raison palpable de la quantité nécessairement augmentée de la transpiration ; de-là vient pour l'air un commencement d'indigestion (8), ou, pour mieux dire, un principe de putréfaction pris dans son origine, quoique l'effet putride soit encore bien éloigné, vu la simplicité des causes.

10. La chaleur, l'humidité, l'air, la cessation du mouvement commun ou de totalité, sont les causes insensibles des mouvements spontanés, premier pas de l'impureté à la putréfaction : les trois premieres de ces causes existent plus ou moins dans tout corps animé, & la derniere met toujours les autres en jeu plus ou moins promptement, suivant les forces combinées de leurs agens intrinseques.

11. Un homme parfaitement sain (1), passant dans un air infecté, diminue plutôt qu'il n'augmente la force de l'infection, parce qu'il prend sur son compte au moins tout ce que la chaleur & l'humidité (10) de son tempérament a pu procurer d'augmentation dans les causes putréfiantes ou simplement d'impureté: voilà pourquoi une épidémie rend, en premier lieu, réversibles sur son essentiel caractere, tous les effets des causes morbifiques qu'elle doit mouvoir ; pourquoi elle perd enfuite de sa vigueur en ce genre, à mesure qu'elle s'étend sur un plus grand nombre d'habitans dans un

pays ; pourquoi elle éteint fa violence, & enfin fon regne tyrannique, à force de partager à plus de perfonnes la véhémence de fes agens maladifs. C'eft ainfi qu'un homme infecté de quelque vice gagne plus qu'il ne perd, pour l'amélioration de fon état, en fréquentant une autre perfonne parfaitement faine, toujours au détriment de celle-ci : voilà pourquoi un homme ayant récemment contracté une gonorrhée, ayant enfuite affaire avec une jeune perfonne entiérement exempte de tout vice & parfaitement faine, peut fe délivrer de fon affection ou en diminuer la virulence, en la communiquant à la pauvre victime de fa débauche : voilà encore, par la même raifon, pourquoi un homme fort avancé en âge rajeunit fes jours, en fréquentant une jeune & très-faine perfonne.

12. Plus l'homme s'éloigne de cet état de fanté (1), plus il ajoûte, dans ce cas (11), à la force de l'infection putride, & plus il en contracte. La compenfation de cette communica-

tion, réciproquement contagieuse, roule fur le degré d'action variée des principes putréfians de fon athmofphere dans le lieu infecté où il entre, & fur le même degré de détérioration de fon individu.

13. Suivant tous ces principes (1 à 12), il eft évident que, plus il y a de malades & de maladies dans une falle, plus ces malades & ces maladies font de nature différente, moins une falle eft grande, élevée, moins l'air intérieur y communique avec l'extérieur *, plus la chaleur y eft grande au-delà de celle qu'on doit exiger pour les malades, plus l'humidité & la fétidité dans une falle font fenfibles ; & plus les difpofitions à la putréfaction ou l'impureté de l'air feront grandes, dangereufes & à confidérer.

---

* Cette communication a & doit avoir cependant des bornes pour la falubrité des corps, & pour donner en conféquence moins lieu aux effets de la putréfaction; fon excès tout comme fon défaut peuvent être également dangereux par des raifons oppofées & différentes.

14. C'eft un fait conftamment avéré en Phyfique, que l'approximation des corps tend à les naturalifer ou à les dénaturalifer uniformément : de-là la tendance des fubftances à devenir homogenes par leur affemblage, en quel lieu que ce foit, fuivant cependant l'éloignement de leurs propriétés & la difpofition de leur nature effentielle à s'incorporer ; de-là les genres de corps effentiellement différens d'un lieu à un autre ; de-là les difpofitions propres à chaque pays, à chaque lieu, à chaque partie ; de-là, en un mot, les affections *pandémiques*, & tout cela, parce que la nature, qui n'eft jamais ftable *, tourne toujours fes pas du côté où la force fupérieure de fes agens domine.

15. Le degré d'impureté de l'air, dans une falle de malades, modifié par tant de circonftances (13), reçoit encore, de la part des corps humains qu'elle renferme, des gradations trop

---

* Voyez les raifons du cours de la nature néceffairement fans interruption pour une bonne fanté, ci-après nos. 26, 27.

marquées pour ne pas apprécier leur influence réciproque sur les principes putréfians déjà existans dans l'athmosphere.

16. On entend par mouvement spontané, celui qui paroît naître, s'accroître & se continuer de lui-même fans le concours d'aucune caufe fenfible ; fuivant toute la rigueur de cette définition, établie cependant par les meilleurs Auteurs *, le corps humain, pris en totalité, fubiroit les loix d'un mouvement spontané, s'il ne fe nourriffoit très-fenfiblement par la bouche : en effet, fi quelqu'homme manquoit à cette fonction effentielle, on le verroit bientôt prendre la route des mouvemens fpontanés les plus confidérables ; d'où il eft prouvé qu'il approche d'autant plus qu'il s'éloigne d'une nourriture réglée & fenfible.

17. Les circulations locales, les mouvemens particuliers dans l'économie animale faine, ne font point des mouvements fpontanés ; & s'ils

─────────

* Mr. Quefnai. Mém. Acad. t. 1.

paroissent distincts ou faire jeu séparément de la circulation générale, ils n'en sont pas moins, dans l'état naturel, une suite de mouvemens, même bien réglés. L'état contre nature seul exige un concours d'actions différentes qui approchent de la spontanée, comme nous le verrons en développant la maladie qui fait notre sujet. On fait, dans ce cas, revenir la nature par le même chemin où elle s'est égarée, en faisant absorber à tout le corps cette action spontanée dont la partie affectée veut s'emparer, & cela, en rendant la nourriture presqu'insensible, ne donnant que des alimens liquides, peu à la fois & souvent ; cette sage mere travaille par-là spontanément à être victorieuse sur la maladie, elle développe toutes ses forces plus librement qu'elle ne feroit dans les cas où une forte nourriture, & donnée de loin en loin, établit évidemment la vigueur des fonctions animales.

18. La digestion des alimens est donc essentielle à observer dans tou-

tes les maladies ; & lorsqu'elle dure long-temps sans addition de nouveaux aliments, le concours de ses agens approche de l'action spontanée : cette fonction, en tant que naturelle, excite dans le corps une douce chaleur à laquelle quelques Médecins ont comparé la chaleur fébrile de la fievre *éphemere*. Le but de la nature, dans ce cas, est de concentrer les mouvements vitaux pour soutenir les efforts que cette digestion exige, laquelle est d'autant plus parfaite, que toutes les parties du corps jouissent d'une santé permanente (1) : s'il y avoit dans le corps humain deux parties différentes, faites pour recevoir séparément des alimens destinés aux mêmes vues de chilification, la nature ne sauroit y résister, (à part toutefois les cas naturalisés par l'habitude, comme dans certains animaux qui ont plusieurs estomachs, même dans quelques hommes chez qui on a trouvé ce viscere double ou à plusieurs poches *, cas qui ont

---

* Voy. M. Morgagni, *de sed. & cauf. morbor.* Epist. *XXVI.* 31. *XXX.* 7. 8. *XXXVI.* 3. & ailleurs.

cependant toujours lieu, sous des conditions qui ne répugnent point à notre principe.) Il faut donc que cette sage mere n'ait qu'un objet à remplir à la fois l'un après l'autre : il est apparent en effet que, lorsque les forces de la digestion ont le dessus dans la nature, celles de la sanguinification, de la nutrition & autres, sont toujours considérablement moindres ; & réciproquement. Notez que cette alternative fait un équilibre essentiel à considérer.

19. La suppuration d'une partie malade n'a lieu qu'avec addition de mouvement (9), & en conséquence elle est toujours accompagnée d'une augmentation de chaleur locale (7), & pour peu que l'œuvre en devienne pénible, suivant les obstacles qu'elle rencontre, toute la machine s'en trouvera inévitablement plus ou moins ébranlée ; les propagations des oscillations naturelles & vitales de tous les solides en feront attendries & modifiées à un point d'exiger la santé de toutes les autres parties du corps (1, 18), pour qu'elle

puiffe avoir lieu fuivant les vues de la
nature curatrice (17).

20. En conféquence de ce que nous
venons d'avancer (18, 19), l'opération de la digeftion des alimens,
d'une digeftion même un peu laborieufe, forme, avec la fuppuration
d'une partie diamétralement oppofée,
deux foyers contra-nitans de chaleur
à peu près naturelle, modifiés par la
fupériorité des agens de l'un fur
l'autre : de-là il arrive que, fi une
digeftion laborieufe lance fes effets
meurtriers fur les procédés des difpofitions favorables à une bonne fuppuration, il eft inévitable que l'une ou
l'autre opération, & quelquefois même
toutes les deux, ne fe trouvent léfées
confidérablement ; les peines de la
digeftion affoibliront néceffairement
& énerveront même les folides defti-
nés à opérer la fuppuration ; & réciproquement.

21. De ce méchanifme (17, 18,
19, 20) mal compenfé, réfulte un
défaut d'équilibre, non feulement entre
les parties folides & fluides qui com-

pofent

posent un corps, mais encore entre
ce même corps & son athmosphere ;
de-là ces crudités (3) ; de-là, tôt ou
tard, plus de mouvement dans les
solides (9) ; de-là, en un mot, une
augmentation considérable dans les
causes de l'impureté de l'air.

22. La malpropreté, le séjour des
excrémens, des appareils qu'on ôte
de dessus les ulceres lors des pansemens, l'existence des maladies putrides, principalement des gangrenes
humides, vulgairement dites *pourritures*, dans les salles, ajoutent encore
beaucoup à la force de l'impureté de
l'air & à ses suites : les proportions
d'action de ces causes sont faciles à
être évaluées, à l'exception de la
gangrene humide, qui, en faisant
notre objet, se trouve constamment
& la cause & l'effet d'une plus ou
moins grande impureté d'air tendante
à la putréfaction dans un appartement
de malades, & qu'il nous écheoit ici
de développer par ses progrès.

23. La pourriture, suite de la putréfaction, effet des mouvemens

spontanés, que l'impureté simple, ou plusieurs impuretés combinées ont mis en jeu, arrive toujours chez l'homme en conséquence de la mortification d'une de ses parties. Quoique la malignité des substances putrides n'agisse en général sur les solides humains qu'en les irritant, &c. * la surface d'un ulcere reçoit cependant, à leur premier abord & impression locale, des effets bien différens de cette irritation. L'action spontanée de la putréfaction est trop foible & trop contraire, comparée à l'action vitale, pour y faire addition des forces, elle tend seulement à les détériorer & à les approprier immédiatement à sa décomposition putride, d'où vient que son premier effet est la mortification, sans que j'aie jamais pu observer, malgré toutes mes attentions, que l'inflammation ait précédé le genre de gangrene humide dont il s'agit : voilà pourquoi, en général, on voit tou-

---

* Voy. Mr. Quesnai. Mém. Acad. tom. *r.*

jours plutôt pâlir que rougir une
plaie ou un ulcere menacés de pourriture.

24. L'inflammation ne tarde cependant pas à accompagner ces états de
mortification ; bien plus, ce symptôme
arrive d'ordinaire sur les bords d'une
solution de continuité ancienne, immédiatement après que la pourriture y a
pris naissance ; & cela, toujours plus
ou moins promptement, selon que la
nature travaille plus ou moins de
bonne heure à s'opposer à ces progrès
de putridité, & même à les borner ; aussi
cette maladie ne souffre presque pas
de division en complette & en incom-
plette, comme la mortification seche ;
la décomposition des parties, qui en
fait le caractere, ôte à la nature, par
l'action putréfiante, le libre temps de
la révivification ; de sorte qu'une partie
du corps n'est pas plutôt affectée de
pourriture, chez presque tous les
malades que j'ai suivi dans ce genre,
qu'il semble absolument décidé qu'elle
ne reviendra plus à la vie, puisqu'elle ne présente d'autre indication

curative que, fa féparation d'avec le vif.

25. De la malignité & de la modification des caufes éloignées de la putréfaction, réfultent des caufes prochaines & plus génériques. La concentration des corpufcules impurs, initiés dans les mouvemens fpontanés par tous les agens fufdits, produit bientôt une infection marquée, & par leur intenfité, une contagion générale qui fe communique de deux manieres différentes, ou fenfiblement, ou infenfiblement. 1°. L'impreffion de la contagion infenfible, fur les corps des malades, eft prefque inévitablement continuelle dans les Hôpitaux, & elle eft d'autant plus à craindre, que ces maifons ne font, pour ainfi dire, jamais entiérement exemptes de ce qui ajoute le plus à fa violence *.

---

* La pourriture, le plus grand ennemi de la vitalité dans les Hôpitaux, eft inféparable de ces maifons, elle n'y eft affoiblie, diminuée & même anéantie, que par les grands foins des infirmiers & des infirmieres.

2°. La contagion fenfible & immédiate fe fait par le contact d'une partie faine avec une partie pourrie : cette communication de qualité putréfiante arrive entre deux parties contiguës, & à plus forte raifon, continues par une fuite des raifons (14) établies ; & également de même qu'une pomme, une dent gâtée, en corrompt, en altere bientôt une autre par la partie dont elles peuvent fe toucher, tout comme elles acheveront de fe gâter, fi l'on n'a foin d'en féparer ce qui eft une fois corrompu.

26. Indépendamment de ces (25) agens, la nature, par les difpofitions (18, 19, 20) mentionnées, ouvre fon fein à un autre genre des caufes putréfiantes : cette fage mere tend toujours au bien de fes productions, & cela par des mouvemens d'autant plus continués, (1) que nous ne faurions avoir aucune preuve qu'elle refte jamais un inftant dans l'inaction. Donc, 1°. ou elle peut être arrêtée dans fa courfe, & cela, ou par un affoibliffement général des forces vi-

tales, ou par le défaut des moyens accessoires au soutien de ces mêmes forces, imprimés tant sur l'ulcere, que dans les premieres voies. 2°. Ou elle peut être troublée, dérangée, enfin détournée dans sa course par les modifications vicieuses que les quatre temps des ulceres peuvent recevoir de la méthode des pansemens.

27. 1°. Hippocrate nous fait entendre que le mouvement progressif des fluides & l'action successive des solides parvenus à l'extrêmité de leurs propagations, ne sauroient persister ni se reposer dans le même état ; qu'il faut donc, ou qu'ils reviennent au bien de la nature, ou que celle-ci échoue inévitablement, & tourne en pire la chancelante disposition de l'individu. Cette sage mere ne sauroit par conséquent être arrêtée dans sa course sans un danger imminent ; ce qui peut arriver par les variées dispositions du corps, sans aucune impression contagieuse, & par le défaut d'attention de la part des ministres

de la nature dans tout ce qui peut maintenir les fonctions dans leur exercice réglé. Un Médecin, sur les indications que lui fournit principalement la langue du malade, qui, dans ces cas, m'a toujours paru dans un rapport infini avec son ulcere, prévient toujours efficacement ces menaces de détérioration, en procurant ou conservant le bon état des premieres, secondes & troisiemes voies ; un Chirurgien évite également, à la gloire de son art, ces menaces de détérioration, en aidant la nature des forces dont elle manque par une due & méthodique application de ses ressources sur les quatriemes voies, sieges ordinaires de la nutrition & de la regénération des parties : si les uns ou les autres de ces moyens manquent, ou si le moins d'efficacité des uns n'est pas réparée par le plus d'efficacité des autres ; si, à plus forte raison, plusieurs ou toutes ces conditions sont en défaut, l'énergie des solides se perd, la partie affectée cede à la violence de l'infection, & elle se mortifie néceſſairement * . De plus encore , outre la néceſſité qu'il y a de ſuivre , d'accompagner , & de maintenir dans l'état requis , les temps uniformes que doit parcourir un ulcere , ſes divers degrés de ſuppuration , de regénération des chairs , &c. exigent encore de notre part les procédés les plus ſcientifiques , quoique partant des points les plus minutieux : rien en effet de ſi épineux aux yeux des Praticiens , même les plus éclairés , que d'aider la nature par des topiques dans la guériſon d'un ulcere ; on en panſe , on en guérit tous les jours ; mais applique-t-on les peptiques , les déterſifs , les deſſicatifs , &c. à l'inſtant précis où la nature l'exige ? On croit , à quelques heures , à quelques jours même près , cela indifférent ; c'eſt de-là cependant , à n'en pouvoir douter ,

---

* *Bene habita athletarum valetudo* (*ſeu natura*) *ad ſummum progreſſa.....lubrica eſt , cùm non poſſit quieſcere , neque in melius progredi , reliquum eſt ut in deteriùs labatur.* . . Hipp. aph. 3. §. 1. & ailleurs.

que dépendent les moyens d'avancer ou de retarder un peu plus ou un peu moins la cure radicale d'un ulcere ; & ce retard, en expofant plus long-temps le mal à l'infection contagieufe (25), ne devient-il pas une caufe bien fréquente des pourritures dans les Hôpitaux ?

28. 2°. Non-feulement l'on ajoute à l'intenfité des caufes putréfiantes, en ne donnant pas à la nature précifément ce qu'elle exige pour la facilité & l'abréviation de fes démarches, mais encore en lui portant le coup à la gorge par des procédés imprudens & d'autant plus meurtriers qu'ils nous font inconnus ou qu'ils nous paroiffent moins dangereux. Ces caufes, qui ne font que trop communes dans les Hôpitaux, fe déduifent principalement des réflexions fuivantes : 1°. Un malade, qui a la pourriture fur quelque partie de fon corps, eft couché avec un autre qui a un ulcere fans pourriture ; il n'eft pas bien difficile de croire que la communication, dans ce cas, quoique pas encore immédiate, peut cependant être plus facile que

celle d'un malade d'un lit à celui d'un autre voisin. 2°. On applique des compresses ou autres pieces d'appareil qui auront servi à une pourriture sans être bien tachées, sur un ulcere encore exempt de cette infection, & cela, ou par une espece d'économie, ou par défaut des moyens aisés, auquel l'asyle des pauvres n'est que trop souvent exposé. 3°. L'usage où sont certains malades de se repanser eux - mêmes quelques temps après le service du Chirurgien, parce qu'ils n'auront pas été bandés ou rangés à leur fantaisie, méthode très - vicieuse, & par laquelle ils ne remettent jamais le plumaceau tel qu'il étoit, & supposé qu'il y eut sur l'ulcere un point pourri ou disposé à la pourriture, la partie du plumaceau qui y correspondoit va être appliquée, & toucher une autre partie du même ulcere, qu'il altérera & corrompra également-ment, & même plus fortement : deux ou plusieurs points de pourriture peuvent bien faire des progrès de mortification plus rapides qu'un seul,

4°. Les restes de quelque petite partie de pourriture sur les instrumens du Chirurgien sont capables de communiquer, à l'ulcere le plus benin, l'infection putride la plus dangereuse : j'ai éprouvé & observé moi-même les effets de cette inadvertance, ou plutôt négligence, dans le cours de plusieurs pansemens suivis ; & je puis constater que des Chirurgiens également observateurs, pour se confirmer le fait, ont porté dans ce cas une très-sérieuse attention à la plus ou moins grande propreté de leurs instrumens portatifs, d'une feuille de mirthe, d'une pince, avec lesquels ils ont ensuite été en panser un ulcere en très-bon état, ce qui, dans très-peu de temps, suivant le degré de communication, a donné les marques de l'effet de la contagion putride. 5°. La façon d'absorber les matieres purulentes de la part des jeunes eleves en Chirurgie, qui croient bien faire en essuyant & frottant la surface d'un ulcere, manœuvre par laquelle le sang vient bientôt des petits vaisseaux déchirés & irrités,

& l'évacuation des fluides qui s'enfuit nécessairement, affoiblit d'autant les mouvemens vitaux, destinés & employés à la suppuration des parties environnantes : de-là, le ralentissement dans les démarches de la nature (27), disposition plus réelle pour contracter l'infection putride.

6°. Les bandages sont des parties d'appareil très-essentielles ; bien faits & médiocrement serrés, suivant les cas, ils soutiennent & facilitent même l'équilibre des parties (18) ; trop serrés, ils empêchent le partage pour la compensation des forces oscillatoires, nécessaire aux solides, diminuent l'effet des topiques, & les empêchent de venir à l'appui des efforts de la nature.

29. Suivant les causes, (21, 22, 26, 27, 28, &c.) suivant les effets des causes, suivant la violence, l'ordre, la durée de l'action de ces mêmes causes sur les mêmes effets qui doivent en résulter, les pourritures prennent des caracteres de progression différente.

30. La contagion insensible (25)

& générale dans une falle de malades s'imprime uniformément fur toutes les parties qu'elle touche, mais les effets en varient, fuivant des modifications infinies que toutes les autres caufes peuvent déterminer : il eft conftant en général que celle - ci n'agit jamais feule fur une partie malade, & que fes effets font dans tous les cas plus que réciproques (12).

31. Le contact produit plus fûrement fon mauvais effet, lequel eft d'autant plus violent, que la nature paroît avoir de la tendance à fa détérioration. Hors d'état donc de pouvoir être attaquée (30) mortellement dans une partie par la contagion infenfible, cette fage mere ne fauroit écheoir fans l'action des caufes plus immédiates, que nous appellerons *déterminantes.*

32. L'action de ces deux caufes (30, 31) égale, la nature en modifie entiérement les effets, fuivant que les ofcillations des vaiffeaux & d'autres folides fe propagent plus ou moins efficacement jufqu'à leur derniere

fubdivifion , à l'abri des obftacles que peuvent oppofer des agens (20) contraires : cet état du corps établit un genre de caufes prédifpofantes ou préparantes à fubir les effets de la mortification.

33. Tout le corps également affoibli , & tendant généralement à l'abolition du tonus naturel (27) , fe trouve , au premier mouvement effectif de la contagion (25) , difpofé à faire des progrès d'autant plus rapides , dans la mortification , que la machine humaine fe trouve affaillie par le concours des autres agens de la putréfaction. (21 , 25 , 26 , &c.)

34. Une partie ne fauroit feule contracter des difpofitions à la putréfaction , fans qu'une autre , voifine ou fympathiquement correfpondante , ne s'en reffente tôt ou tard , & plus ou moins. Un ulcere , pour peu confidérable qu'il foit , comprend dans fon enceinte des diftributions de plufieurs différents rameaux, ou ramifications de vaiffeaux : Une ramification , de rameau affectée de

mortification , a , pour l'ordinaire , plus de difpofition à la communiquer jufqu'à fon tronc , qu'aux parties ramifiées du tronc voifin ; de là , les progrès inégaux de la pourriture fur un même ulcere. Par la même raifon , une partie conforme en nature , une fois commencée à fe pourrir , fera difpofée à recevoir les effets fucceffifs de la mortification dans toute fa fubftance , avec plus de rapidité qu'elle ne cherchera à gagner les parties circonvoifines d'une nature différente : c'eft ainfi que la pourriture borne fes progrès en profondeur fur la furface de certains mufcles qui paroiffent , après la chûte de l'efcarre putride , comme difféqués ; de certains tendons , de certaines glandes , &c. & principalement des parties offeufes , tandis qu'elle ravage encore avec affez de vigueur les parties collatéralement continues.

35. L'effet de la contagion fenfible , commençant fur la partie la plus faine de l'ulcere , rend les premiers

progrès de la pourriture plus lents que les derniers ; & réciproquement ; mais toujours à proportion des forces variées & correspondantes entre la nature & la maladie. La violence & la durée de ces mêmes progrès sont encore différemment modifiées, suivant tout ce qui peut de loin augmenter ou diminuer les mouvemens spontanés (3), & suivant la concurrence plus ou moins durable, & la non-concurrence de tous les agens en général de la putréfaction.

36. La contagion insensible (30) est toujours la premiere à agir ; les causes déterminantes (31) agissent les dernieres, & les prédisposantes (32) hâtent ou retardent les progrès de l'action des deux premieres. Voilà le cours ordinaire & , pour ainsi dire, naturel de la pourriture, qui a coutume de se terminer dans l'espace de cinq, sept, neuf, onze ou treize jours, plus ou moins, en faisant toutes les vingt-quatre heures environ deux, trois, quatre, cinq ou six lignes de chemin anticipé

sur

fur les parties vivantes circonvoifines.

37. S'il arrive que les caufes déterminantes foient les premieres mifes
en jeu, les progrès de la mortification feront lents jufques au concours
des autres caufes, où ils deviendront
enfuite d'autant plus rapides, qu'ils
ont été retardés contre le gré de la
violence de ces mêmes caufes : Par
exemple, une pourriture occafionnée
par la communication de quelque
parcelle contagieufe, ou par une
mauvaife méthode de panfer, la
caufe déterminante corrigée par l'art,
l'effet fubfifte, & le mal fait en
conféquence des progrès ordinaires
& uniformes, mais non point fuivant toute fa violence, parce que
la nature bien foutenue contre - ba-
lance les efforts de fes mauvais effets.
Lorfqu'à ce point il furvient des plénitudes des premieres voies, de ces
difpofitions générales ou partiales à
la putréfaction que nous avons dit
confifter dans un affoibliffement plus
ou moins grand du tonus naturel

(27) ; ce sont de ces causes prédisposantes (32) qui deviennent déterminantes, & qui étant, la plupart du temps, les plus grands & les plus puissans moteurs des pourritures & de leurs progrès, leur retard les rend, dans leur apparition consécutive, d'autant plus fortes, qu'elles n'ont pas encore fait le frais de leur action, & donne lieu au mal de prendre le dessus, en lui laissant faire des progrès plus rapides qu'auparavant. Par une raison inverse, les causes prédisposantes n'ayant point lieu, la cause déterminante fait suivre un cours uniforme à tous ses progrès : de-là, une pourriture survenue à un malade en Ville, amené ensuite à l'Hôpital, n'y essuie pas des progrès de mortification plus rapides, à moins que d'autres causes plus immédiates dans cette maison n'y concourent, indépendamment même de la contagion insensible & générale : de-là encore, un homme qui prend la pourriture de son ulcere à l'Hôpital, & que l'on fait sortir ensuite, dans

l'intention d'en rendre les progrès moins violents & de le plutôt guérir, fubit à la Ville les rigueurs de la putréfaction avec autant de rapidité & d'uniformité que s'il étoit refté à l'Hôpital; fa convalefcence en devient feulement plus heureufe, fans parler des caufes d'une rechûte qu'il évite avantageufement, en refpirant un air moins infecté.

38. La nature accoutumée à marcher par-tout d'un pas uniforme; les caufes déterminantes ayant produit leur effet, fans autre intervention , la pourriture fait des progrès fucceffifs & égaux (36, 37). Les vices, de tempérament font ordinairement exempts de cette uniformité de vie; de-là, l'effet ne répond jamais à l'action des caufes; de-là s'enfuit inégalité des progrès de la mortification qui, fuivant les combinaifons & les rapports de tous les agens avec l'état naturel de la partie (34) affectée, nous fait voir des lambeaux de chairs pourries, très-confidérables dans certains cas, tandis

que, dans d'autres, la diffolution paroît fuivre d'abord la décompofition des parties vitales.

39. En conféquence, on peut conclure que les gangrenes humides font des progrès toujours en rapport de l'action de toutes les caufes mentionnées, de la durée de tous leurs agens & de tous les rapports de cette même durée. Le concours d'une nouvelle caufe change la durée uniforme des précédentes, & fait toujours addition & modification dans les agens déjà exiftans. Chaque panfement excite encore de nouveaux agens dans la nature, pour fon bien ou pour fon mal, dont la durée en varie également, à proportion de l'extinction de la vertu du topique, & de fon application plus ou moins méthodique ; de quelle conféquence n'eft-il donc pas d'en confidérer bien attentivement le réfultat ?

40. Plus il y a de laxité dans les parties, plus la difpofition à la pourriture eft grande : un certain

degré de laxité * fait la fenfibilité,
& c'eft cette qualité qui femble rendre les parties plus fufceptibles de
cette affection, & même des rapides
progrès qu'elle y fait **. C'eft pourquoi j'ai conftamment obfervé que
le bout des doigts, la peau & les
tendons (toutes chofes d'ailleurs
égales) étoient plus fufceptibles de
mortification que les autres parties

---

* J'entends, fous le terme de laxité,
par analogie avec l'effet des remedes laxa-
tifs, un certain degré de liberté, & de
fenfibilité dans les folides, qui les rend
fufceptibles de toute impreffion étrangere,
plus facilement que les autres parties humaines.

** M. Quefnai, traité de la gangrene,
p. 160, donne pour troifieme méthode d'arrêter les progrès des gangrenes humides par
étranglement, *d'amortir la fenfibilité &*
l'activité des parties nerveufes bleffées ; ce
qui concourt à prouver mes obfervations,
en me facilitant à conclure, que, fi la
fenfibilité eft un obftacle à la guérifon des
gangrenes, elle peut bien être une caufe
de leurs progrès.

* : de - là , par une raison inverse , j'ai confirmé la théorie de cette ob-servation : que les ulceres qui avoient leur principe dans les tempéramens sujets aux humeurs froides , ou qui étoient même seulement accompagnés de quelques caracteres de cette même humeur , dont le principal est l'indo-lence , subissoient des effets de mor-tification incomparablement moins lents que les autres , en même temps qu'ils y donnoient beaucoup moins lieu. Faisons attention qu'il ne faut point confondre ce dégré de laxité , qui est un effet du tonus naturel , qualité qui existe dans les parties adipeuses aussi sûrement & aussi per-nicieusement pour elles à cette occa-sion , qu'elle y est plus impercep-tible ** , avec le relâchement des

---

* Voilà aussi ce qui a fait dire au grand Boerhaave : *Gangræna oris interni, labiorum, narium , genitalium , curatu difficilis.* aph. 432. de gangrænâ.

** Rien n'est si facile à ternir & à faner qu'un embonpoint le plus florissant , qu'un

folides qui accompagnent toujours les tempéramens phlegmatiques, pituiteux & fujets aux humeurs froides: dans le fonds, ils approchent, mais la liberté dans les folides que fuppofe le premier état, manque entiérement & effentiellement dans le fecond, par la préfence & l'engorgement plus ou moins modifié de l'humeur lymphatique dégénerée par fon abondance & qui caractérife le vice fcrophuleux.

41. Un tendon n'eft point fenfible, il ne le devient que par la

---

teint brillant parvenu à fon dernier degré d'éclat & de perfection fur une graiffe des plus naturelles ; la fenfibilité y eft à la vérité d'autant moins grande, que les ofcillations vitales ont plus de chemin à faire, pour parvenir de leur foyer propagatoire jufqu'à la furface de la peau fleurie par les parties graiffeufes fubjacentes ; mais la laxité n'y eft pas moins réelle, & l'état fufceptible de communication y eft d'autant plus à craindre, que le trajet des mouvemens vitaux eft plus long, plus lent, après quelques impreffions de contact, & plus difpofé par-là à céder à la force viciée des agens fpontanés.

préfence des diftributions nerveufes *;
la léfion des parties tendineufes eft
cependant toujours fuivie de douleurs
très-vives, parce que ce degré de laxité
(40) perd, à la moindre folution de
continuité de ces parties, fon équilibre,
& cela d'autant plus promptement,
que ce même degré y exifte fous l'apparence de la tenfion la plus forte :
de - là, ces progrès plus rapides de
gangrene humide dans les parties
tendineufes que dans les autres.
Voilà pourquoi un tendon, eût - il
un pied de longueur, fi-tôt qu'il
a fouffert folution de continuité &
commencement de gangrene, perdra
totalement la vie, prefque d'un panfement à l'autre : de plus, tout
comme une branche de vaiffeau ou-
verte à fon extrêmité, fi elle ne fe
trouve bientôt oblitérée, perd en
peu de temps & facilement la vie **,

----

* Voyez M. de Häller, Phyfiol. de part.
fenf. & irritab.

** Voyez M. Quefnai, traité de la gangr. p.
322. où eft obfervée cette préférence de parties
dans les progrès de la gangrene feche.

jufqu'à la divifion du tronc qui la fournit , d'où les ofcillations ne fe propagent plus, étant expofées à porter à faux ; de même il femble qu'un tendon , comme l'inftrument du mouvement, ne pouvant plus le propager, par l'interruption d'une de fes attaches, perd promptement la vie , proportionnellement à ce qu'elle dépend de l'ufage de fes fonctions ; de-là , ces fuffées , ces efcarres fi confidérables des tendons ; qu'on appelle *exfoliations* , à la furface d'un ulcere , dans un temps où les autres chairs n'auront quelquefois pas fouffert un travers de doigt de perte de fubftance par la pourriture.

42. Des progrès ultérieurs de la mortification humide font encore déterminés par les modifications du méchanifme qui doit fe paffer fur l'état naturel de la partie affectée.

Un vaiffeau mort, continu à un vaiffeau en vie , propage dans ce dernier fon abolition d'action d'autant plus vîte , que les vibrations en font moins fouvent & moins efficace-

ment répétées dans l'un., & les mouvemens fpontanés , plus forts dans
l'autre. Deux chofes font à confidérer
dans ce cas : 1°. L'affaiffement fuc-
ceffif & gradué des folides fains ;
2°. L'abord des fluides vitaux , &
principalement des fanguins , à la
partie mortifiée. Une folution de continuité récente dans un vaiffeau quelconque , tend à la diminution du
diametre de l'orifice ouvert , & à
l'arrêt du fluide qui y circule par
fa pure contractilité naturelle ; ce
qui, différemment modifié par l'art ,
fait l'effentiel de la guérifon dans
les plaies. La continuité d'une partie
morte à une partie faine fait obftacle
à cette contractilité , & l'abord fuivi
de l'arrêt des fluides fanguins à l'endroit où la nature ne peut plus les
maîtrifer , augmente encore les difficultés de la fermeture des tuyaux
contractiles ; mais , auffi-tôt que les
forces de la nature commencent
à l'emporter fur celles de la mortification , un feul vaiffeau eft dans
une partie le précurfeur d'un mé-

chanifme bien admirable. Les mouvemens alternatifs de diaftole & de
fiftole propagés par le cœur au
moyen du capillaire le mieux difpofé, jufqu'au point de la mortification, produifent une contractilité
forte, répétée & fuivie d'une diminution du diametre de fon extrêmité : de-là, la rétrogradation active
des fluides fanguins, dont une partie
des globules rouges, à la faveur de
leur véhicule, obligée d'enfiler les
vaiffeaux lymphatiques les plus voi-
fins, dilate néceffairement leur diametre, aux dépens des vaiffeaux
fanguins d'où ils partent, ce qui
ajoute à la force contractile de ceux-
ci ; & réciproquement les vaiffeaux
lymphatiques prennent ce plus de vigueur *fiftaltique* qui accompagne
les fluides rouges. Cette augmentation des forces naturelles dans les
lymphatiques fe propage bientôt fur
les autres vaiffeaux fanguins corref-
pondans, qui, chacun à leur tour,
fubiffent, par cette communication
réciproque, propagée jufqu'à l'extrê-

mité de la partie saine, cet effet de
contractilité continué , réitéré &
porté au point de devenir une espece
d'étranglement à l'orifice de chaque
tuyau abouché à l'obstacle des démarches de la nature ou à la partie
mortifiée. Plusieurs, & successivement
tous les vaisseaux , toutes les fibres
vitales , pris dans cet état de moins
de capacité par l'étranglement susdit, ne peuvent & ne doivent donner
que des vibrations d'une bien moin-
dre force , vu la diminution de leur
orifice , mais d'autant plus fréquemment répétées , que les vaisseaux
lymphatiques, par les efforts que les
parties rouges leur impriment , font
continuellement addition d'action os-
cillatoire dans les vaisseaux sanguins.
Cette double force est nécessaire pour
venir à bout de faire oblitérer le
vaisseau sanguin au point de la mortification , pour empêcher la partie
rouge du sang de ne plus approcher
la partie morte , & ôter par-là à
l'ennemi l'entrée de l'arme empruntée
dont il lui perçoit le sein. Cette

espèce d'étranglement finit en chan-
geant l'ordre de la circulation locale, ouvrage qui n'est jamais ter-
miné sans que les parties pourries
ne tombent, tout comme un soldat
vaincu & blessé mortellement, se
trouve inévitablement renversé par
terre.

43. Cette méchanique (42) établit
une inflammation en regle (24),
qui est le premier pas que la nature
fait ou veut faire vers la suppuration. L'existence de l'état inflammatoire devient donc si nécessaire,
qu'il doit être la boussole de tous
les procédés du Médecin & du Chirurgien ; nos vues curatives doivent
uniquement tendre à la procurer
lorsqu'elle n'existe pas , & à la mo-
difier dans tous les cas conformé-
ment aux vues de la nature, (17,
24, 44, 45,) qui l'exige toujours
pour son bien sous ces conditions
absolues : que les vaisseaux exsan-
guins, en recevant les parties rouges
du sang, aient accru leur diametre &
changé leur nature au point d'osciller

auffi réellement que les dernieres
ramifications artérielles fanguines, au
point même de propager leurs vibrations de part & d'autre, jufques aux
rameaux fanguins d'où ils prennent
leur origine & où ils vont fe terminer,
tout près leur folution de côntinuité
faite, ou prête à fe faire, il faut
que cette augmentation de forces &
de volume fe faffe principalement
aux dépens des vaiffeaux fanguins,
pour leur être réciproquement com-
penfée à l'endroit principalement de
leur continuité avec les parties mortes : il faut, & il arrive dans ces
cas, que tous les vaiffeaux prêts à
s'oblitérer gagnent en efficacité & en
fréquence des vibrations ce qu'ils ont
avantageufement perdu en grandeur
& en étendue de ces mêmes mouvemens, il faut par ce méchanifme bien
compenfé que toutes les extrêmités
des vaiffeaux fains continus aux morts
s'obliterent fucceffivement ; que quelques vaiffeaux lymphatiques dévien-
nent fanguins ; que l'ordre de la
circulation locale change en rendant

le point de l'oblitération la conti-
nuation des parois des canaux du
nouvel ordre ; que le suintement des
matieres séreuses, en établissant des
vaisseaux séreux & lymphatiques là
où étoient des vaisseaux sanguins,
vienne humecter la surface de cette
quantité de tuyaux oblitérés, vienne
donner lieu à ce reste de filamens
des parties mortes continues aux
parties vivantes, de se décomposer,
de se briser plus vîte & plus aisément à l'abord des oscillations vives
& plus répétées.

44. Garder ce juste milieu des
mouvemens oscillatoires (43), cette
juste & nécessaire compensation des
forces vitales (42), pour que, toutes
réunies *, elles puissent plus efficacement résister aux mouvemens vi-
cieux de la putréfaction, trouver,
entretenir au même point ce certain
degré d'inflammation (43), &
l'écarter de tous ses excès : voilà,

* *Vis unita major.* Hoffman.

dans un Chirurgien qui fait faisir ces objets, ce qu'on peut appeller un vrai coup de maître ; c'est un équilibre nouveau ou subalterne qu'il faut établir , & bien différent de celui qui, exiſtant entre les ſolides & les fluides du corps, fait la ſanté.

45. C'eſt dans ces vues (43 , 44) que nous appliquons d'abord les ſpiritueux, les toniques forts , comme les anti-putrides , les anti-ſeptiques les plus efficaces. Deux effets diffé-rens , & concourans tous au même but, s'enſuivent de cette application : Le premier eſt de chaſſer les parties contenues des vaiſſeaux ſanguins dans les vaiſſeaux lymphatiques, en augmentant leur tonicité & reſſer-rant leur calibre ; de donner en-ſuite à ces derniers autant de force que les premiers en ont perdu proportionellement à la diminution de leur capacité ; & de la mettre continuellement en jeu : réſultant tout entier ſur les parties vives & con-tinues aux parties mortes : Le ſecond eſt d'arrêter & de diminuer les effets

des

des mouvements fpontanés de la pourriture, fuite de la decompofition de ces parties & fource de l'infection. Si l'on objecte que les vaiffeaux exfanguins font les premiers expofés à l'impreffion des fpiritueux, que l'expulfion des matieres contenues devroient par conféquent s'en faire de preférence à toute intrufion; on fera parfaitement convaincu que cela n'arrive point, en faifant attention que les vaiffeaux blancs font de beaucoup moins fenfibles & irritables que les vaiffeaux fanguins; qu'ils font par conféquent moins fufceptibles de contractilité, & qu'ils ne deviennent capables de quelques mouvemens pareils, qu'en admettant des parties rouges de la maffe du fang, qui à mefure commencent à en changer un peu la nature. Ce premier effet, aidé de toutes les puiffances auxiliaires, doit conduire tous les agens à établir les conditions requifes (43) à une bonne fuppuration, d'où s'enfuive féparation de l'efcarre; pour cela il doit être

D

continué & répété fréquemment, c'est pourquoi nous devons renouveller fouvent l'application des topiques fpiritueux, jufqu'à ce que les combinaifons des forces ofcillatoires des deux genres de vaiffeaux fanguins & exfanguins aient compenfé entr'eux le nouvel ordre des vibrations vitales, au point qu'il ne s'en propage à l'extrêmité vivante qui étoit continue a la partie morte, que des infiniment petites, mais très-répétées, & correfpondantes à l'expulfion d'une matiere féreufe & gélatineufe, proportionnée aux canaux excrétoires nouvellement formés, & difpofée en fortant à lubréfier, & par-là à faciliter le détachement des débris de la féparation de l'efcarre.

46. Cette combinaifon des mouvemens locaux n'eft pas toujours jufte, & cette fucceffion, gradation, dégradation & progeffion des vibrations vitales, n'eft pas d'abord telle que la nature la demandéroit; bien plus, il arrive fouvent, malgré nos foins ordinaires, avant que les

pourritures aient borné leurs progrès, que de très-forts spiritueux nuisent, que des moyens ne soutiennent pas assez les efforts de la nature à resister à la contagion, que de très-foibles font plus qu'inefficaces, que des relâchans ne seroient capables que de désarmer cette sage mere, & de le rendre la victime d'un défaut de combinaison des uns & des autres. M. Boerhaawe fait consister la classe des suppuratifs dans trois différens genres de topiques, qui sont les *sti-mulans, les relâchans & les gom-meux aromatiques*, & il nous dit que ce seroit errer grandement que de croire qu'un simple remede pût absolument renfermer en lui seul la vertu suppurative qui n'existe jamais que dans le mêlange de plusieurs topiques de différentes qualités, même de qualités opposées * : or, puisque nous n'avons pas d'autres moyens pour arrêter les progrès de la mor-

---

* Voy. Mr. Boerhaawe, *de suppur.* p. 412.

tification, que d'établir une suppuration entre la partie saine & la
partie gangrénée, les meilleurs &
les plus efficaces anti-septiques seront
donc ceux qui, tendant à cette fin,
agiront par des principes rendus
cependant uniformément suppuratifs
anti‑gangreneux, mais résultans
d'une juste & méthodique combinaison de plusieurs topiques de différent genre, & nous ne regarderons
jamais exclusivement comme tels les
simples spiritueux, quelque forts qu'ils
soient, les simples relâchans, les
simples gommeux, &c. quelque modification d'action qu'on puisse leur
imprimer.

47. Cette défaite de la nature
(46) l'expose, à chaque pas que
fait la mortification, à faire des
nouveaux frais de l'introduction de
la partie rouge du sang dans d'autres vaisseaux lymphatiques plus re-
culés dans la partie saine : (quelle
admiration de voir agir cette sage
mere, tout comme un Général d'ar-
mée qui fait passer & ranger en

arriere-rangs, les reftes des foldats qui ont refifté & échappé à la bataille dans les premiers !) Voilà pourquoi, malgré les progrès de la pourriture, l'inflammation perfifte toujours plus ou moins en rétrogradant & avançant fur les parties vivantes & circonvoifines. Cet effort répété de la nature ne fe fait point fans douleur, qui a deux caufes : 1°. Le tiraillement des fibres nerveufes des vaiffeaux fanguins par la dilatation des vaiffeaux lymphatiques ; 2°. La mortification fucceffive des fibres qui fait toujours porter à faux l'ouverture béante des vaiffeaux fanguins, en rendant l'abord du fang à la partie morte (42) nuifible aux mouvemens toniques de la partie faine ; d'où s'enfuit, ainfi que dans le premier cas, diftenfion inégale & déchirement des fibres dans ces efpeces d'ofcillations incomplettes ; par-là, les unes ont trop de ton, les autres en manquent : effets & caufes inévitables dans les progrès de la mortification.

D 3

48. Le ton, l'élasticité & la contractilité de toutes les fibres saines, même dans l'état inflammatoire, dépend d'une espece de souplesse qui leur est naturelle par la combinaison des premiers élemens dont elles sont composées : cette qualité les rend susceptibles de vibrations d'autant plus fréquemment répétées, qu'elle y est plus inépuisable.

Le premier but de l'action des spiritueux tend à rétablir ces vibrations perdues ou à en exciter des étrangeres ; mais l'agent n'en est pas uniformément durable, & ne doit pas l'être, parce que l'état de souplesse des fibres dans ce cas va en diminuant jusqu'à un certain point, & se trouve à la fin en défaut de proportion avec la vertu du topique, qui change encore plus considérablement, & qui ne revient pas, sans renouveller l'appareil, comme sont à portée de faire les causes naturelles de la souplesse des solides.

49. Les solides sains, continus au cercle inflammatoire, sont également

ranimés par l'application du topique fpiritueux, ce qui fait encore rétro-grader plus puiffamment les fluides fubjacens, pour donner plus aifément lieu à cette oblitération (42, 43); mais cet effet dure très-peu de temps, & bien-tôt de nouveaux fluides re-viennent dans les fibres chercher à leur faire fubir des effets femblables aux premiers de la part du topique qui n'y eft plus également difpofé (48) par l'altération qu'il a fubie, pendant l'efpace de temps qu'il eft refté appliqué : cet état de la partie n'eft point mauvais jufques-là ; mais, en perfiftant long-temps fous le dé-faut d'une nouvelle application des fpiritueux, l'effentielle condition (48) à de bohnes vibrations refte vaine, & devient inévitablement la victime des progrès de la mortification. De-là vient que, dans les longs interval-les des panfemens, le mal eft ex-pofé à reprendre fes forces & quelque-fois toute fa plus grande vigueur, puifque nous voyons fort fouvent, comme une preuve affez convaincante de la réaugmentation du mal, que quatre, cinq, six, huit heures, plus ou moins, après l'application d'un appareil garni des fpiritueux anti-putrides, la partie devient douloureufe & même infupportable, figne du temps précis (27) auquel il faudroit renouveller le panfement, pour empêcher le mal, non-feulement d'être prolongé, mais encore de prendre de nouvelles forces & plus dangereufes.

50. On ne fauroit douter que, dans les gênres de gangrenes humides, il n'y en ait qui manquent de la quantité & de la qualité des fluides néceffaires pour l'état de foupleffe des fibres requis à établir des bonnes ofcillations, pour la réparation defquelles il faut des relâchans, tout comme il y en a parmi le genre des gangrenes feches qui pechent principalement par une férofité viciée, qui, en entretenant la communication de la partie faine avec la partie morte, propage la mortification, & auxquelles il faut, pour

y rémedier, apporter non-feulemenc
des toniques réfolutifs forts, mais encore des defficatifs. Beaucoup de gangrenes humides fe trouvent dans ce
cas, où l'application des fpiritueux
devient non-feulement vaine, mais
même pernicieufe, parce que l'etat
de foupleffe ne répond plus à leur
action ftimulante fi long-temps &
fi opiniâtrément continuée : de-là l'é-
rétifme qui fuppofe une tenfion inégale produite par un défaut de
compenfation des vibrations différemment modifiées fur les uns & fur les
autres vaiffeaux ; de-là un obftacle à
ces dégradations ofcillatoires (46)
jufques à la partie mortifiée ; de-là
l'aifance des forces de la contagion
à l'emporter fur les vitales. Pour re-
médier à cet état, les relâchans rem-
pliffent parfaitement nos vues, en ré-
parant la foupleffe qui manque aux
folides, & en facilitant la propaga-
tion & la correfpondance des mouvemens de tous les vaiffeaux de la
partie. C'eft pourquoi nous voyons
que les cataplafmes *anodins*, & quel-

quefois les bains d'eau chaude réuſ-
ſiſſent aſſez ſouvent à borner des pourritures que les anti-ſeptiques les plus
accrédités ne paroiſſent jamais pouvoir arrêter à notre ſatisfaction. Mais,
ſi par imprudence on les continue
trop long-temps, on affoiblit d'autant
la vertu nutritive & régénératrice de
la partie ; ſi on ne vient pas enſuite
par gradation réparer cette *atonie*,
les fonctions qui en dépendent ten-
dront à s'anéantir, l'empreſſement
de vîte les rétablir, ajoutera encore
à notre imprudence à employer des
ſuppuratifs, des digeſtifs nullement
proportionnés à l'état de foibleſſe actuelle : de-là s'enſuivront de nouveaux
érétiſmes preſque inſenſibles, mais
très-réels, qui n'empêcheront cependant pas la déterſion de l'ulcere,
mais qui machineront ſourdement la
deſtruction de la partie affectée ; à
meſure que ces parties viendront à
prendre des forces, ces érétiſmes pren-
dront inévitablement de la vigueur,
& l'inégalité néceſſairement conſé-
cutive de la compenſation des forces

oscillatoires des fibres rendra bien-tôt le lieu affecté la victime d'une rechûte d'autant plus dangereuse, accompagnée des progrès d'autant plus rapides, qu'elle aura déjà fait les frais d'un premier combat sans succès. L'usage continué des relâchans est donc toujours suspect dans les pourritures, il en borne à la vérité les progrès quelquefois plus promptement que les spiritueux ; mais, par le ralentissement des vibrations qu'il procure, il les expose à des interceptions d'action, qui font de nouvelles dispositions à des pourritures de nature beaucoup plus grave que les précédentes.

51. Deux états différens des solides nous indiquent donc ici (50) les relâchans ; savoir l'érétisme, qui est une suite de l'espece d'étranglement susdit (42) porté trop loin, & qui a manqué son effet, cas où les débridemens sont généralement indiqués par tous les Auteurs, & le défaut de souplesse actuelle, qui n'est pas toujours propre à recevoir & à

distribuer les vibrations vitales : 1°, cet érétisme est susceptible de degrés infinis, l'effet des relâchans sur lui peut déranger, autant qu'il peut favoriser, tout l'ouvrage de la séparation de l'escarre putride (42); la nature se trouve par-là exposée à recommencer, à nouveaux frais, ce qui lui a déjà coûté tant de peines : bien plus, lorsque l'étranglement est porté trop loin, elle doit de toute nécessité le recommencer au de-là de l'empire de cet état meurtrier, c'est-à-dire, après de nouveaux progrès de la mortification. 2°. L'état de souplesse des solides doit d'autant plus attirer notre attention, que tous nos procédés curatifs paroissent concourir à la mettre continuellement en jeu, jusqu'à épuisement de ce qui la soutient; les anti-septiques, même les plus efficaces, sont ceux qui tendent le plus directement à conserver ou à réparer ces dispositions vitales de souplesse ; le camphre lui-même agit par une gomme relâchante & anodine; l'esprit de thérébentine, par

une huiìe très-gélatineufe ; les acides , qui par leur qualité ne fauroient pénétrer bien avant , bouchent
d'abord les premiers pores qu'ils abor-
dent , & empêchent la diffipation des
fluides naturels, acceffoires & effentiels
à tout ce qui peut conftituer cet état
de foupleffe , fans lefquels fluides ,
aucune révivification des folides , &
par lefquels même la communication contagieufe eft de beaucoup
plus dangereufe que par toute autre.

52. Ce méchanifme (43 & fuiv.)
de la féparation de l'efcarre putride
eft d'autant plus vrai , que toute
l'économie que nous venons d'indiquer , & qui en fait le caractere , fe
trouve plus ou moins dérangée au
moindre de nos procédés imprudens,
pendant que nous faifons les panfemens ; c'eft de quoi il eft facile
de nous convaincre , par l'intenfité
augmentée du mal , toutes les fois
qu'en voulant détacher & couper les
lambeaux de pourriture , nous nous
mettons dans le cas , par la continuité des parties mortes avec les par-

ties saines, de tirailler celles qui
font enflammées ; effet qui arrive
toujours à l'endroit le plus foible,
& auffi le plus délicat des agens de
la nature : il eft certain, & les progrès opiniâtres de la gangrene humide dans cette occafion nous le
prouvent fuffifamment, que l'on trouble manifeftement par-là cet ordre
admirable & cette compenfation des
mouvemens vitaux, fi juftes & fi proportionnés, que nous devons plutôt
chercher à établir qu'à détruire, fi
nous voulons obvier aux progrès de
la mortification.

53. Un certain érétifme des folides produit la gangrene humide,
comme nous avons dit (51) ; & un
certain érétifme la prévient ou s'y
oppofe manifeftement, comme il arrive dans quelques plaies ou ulceres
finueux, accompagnés d'étranglement
ancien & fupportable : deux femblables états des folides font donc la
fanté & la maladie, & cela uniquement parce que la vitalité dépend
d'une continuité d'agens, qui influent

beaucoup sur les mouvemens spontanés dans les pourritures, & qui
conséquemment, à part leur maniere
d'agir par déterioration, étant communs à la vie & à la mort d'une
partie, font exposés à des interceptions constituées, parce que nous
appellons *érétisme*, état qui s'oppose
à l'un & à l'autre inévitablement, &
qui rend par-là la maladie permanente, toujours la même, & par
conséquent incurable fous ces conditions. La pourriture est une suite
des premiers mouvemens naturels,
abolis, détériorés (5) ; les dif-
positions du corps humain à cet état
les mieux marquées, (la foiblesse
des folides) font quelquefois tenues
en suspend par des especes de ces
érétismes, qui d'un côté foutiennent
autant les efforts de la nature, quoique languissans, qu'ils peuvent de
l'autre s'opposer à fes démarches.

54. La contractilité plus ou moins
efficace d'une extrêmité de vaisseau
divisé dépend essentiellement de l'intégrité d'action de tous les autres

vaisseaux du corps, & plus encore de celle de ses voisins ou correspondans à ce titre. Plus donc il y aura dans une partie, ou dans plusieurs parties de vaisseaux divisés ou destinés à se diviser par le détachement des parties obstruantes que la mortification oppose, & moins les efforts de contractilité seront efficaces, étant partagés à chacun d'eux par la nature ; de-là vient que, plus un ulcere est étendu, & que plus cette étendue lui est donnée tout à coup par des ouvertures ou dilatations ; moins l'effet contractile, ou cette espece d'étranglement susdit (42) succédera à chaque extrêmité divisée, & plus la nature en langueur succombera aux causes de la putréfaction.

55. Tout le systême nerveux du corps humain soutient les autres parties dans un équilibre par une espece d'érétisme naturel ou tension, mais égale : une partie n'est pas plutôt blessée qu'elle déroge d'abord à cet état de tension ; & la nature, dans certains cas, se conserve assez

souvent

souvent, & affez avantageufement pour elle, un appui à cet équilibre, en préfervant, des amorces de la fuppuration, des parties qui fe trouvent effentielles à fa plus grande intégrité, douées d'une circulation plus vive par les vaiffeaux plus confidérables qu'elle renferme. Ces difpofitions expofent à un moindre changement la circulation locale, inféparable de l'établiffement de la fuppuration d'un côté, & de l'autre s'oppofent à une déterfion, incarnation & cicatrifation de l'ulcere, par la néceffité où fe trouve la nature de faire fuivre à ces temps de guérifon un ordre réglé impoffible dans ce cas.

56. Détruire cet appui à l'équilibre (55); c'eft donc confidérablement affoiblir la nature, c'eft cependant faciliter à l'ulcere l'ordre de fes temps de guérifon, en même temps que c'eft encore augmenter davantage le changement de la circulation locale, ce qui eft & doit être inévitablement fuivi d'une lan-

gueur dans les forces vitales, qui donne jour à leur dépravation ; la partie des tégumens communs, qui recouvre un abscès, joue ordinairement ce rôle, & les brides qui accompagnent certains sinus, subissent encore plus souvent ce sort, en soutenant l'intégrité du grand équilibre. La Chirurgie, en facilitant dans ce cas à la nature ses pas de guérison, seme les germes d'une détérioration en regle, en rendant, par la nécessité d'un changement plus considérable de circulation locale, les forces vitales encore plus languissantes & plus susceptibles de dépravation, exposées au concours de tant de causes putréfiantes dans un Hôpital. C'est pourquoi, dans un air moins chargé d'impureté, on épargne moins les forces de la nature, quoique ralenties ; bien plus, on se fie si bien sur leur vigueur & sur leur efficacité, que la conduite d'un malade en ville est totalement différente de celle d'un malade dans un Hôpital comme le nôtre, soit par le moins de régularité dans le

régime, foit par les procédés plus
hardis du Chirurgien, le réfultat du
fuccès étant le même dans l'un &
l'autre cas : voilà pourquoi tout bon
praticien a avec raifon pour principe
de pratiquer en général, pour l'ouverture des abfcès & la dilatation
des finus, des beaucoup moindres
incifions aux malades dans un Hôpital que dans la Ville ; pourquoi
encore la plupart des Eleves en chirurgie font dans l'ufage de panfer
plus délicatement un abfcès nouvellement ouvert, qu'un ancien ulcere;
pourquoi nous croyons dans notre
Hôtel-Dieu prévenir bien des pourritures, en lavant dans les premiers
panfemens, jufqu'à établiffement de
la fuppuration, la furface de l'abfcès ouvert avec une décoction vulné-
raire chaude, légerement fpiritueufe,
nous croyons par-là foutenir ou réparer cet équilibre que l'inftrument
tranchant a détruit, & rendre moins
laborieux à la nature le changement
de circulation locale néceffaire dans
ce cas.

57. Plus donc les incisions ont d'étendue, plus elles sont répétées dans l'ouverture des abscès, &c. & plus après l'opération l'ordre de la circulation locale doit changer ; de-là, les voies de guérison plus laborieuses (56) ; de-là, les dispositions à la mortification & à ses suites plus durables & plus dangereuses : c'est par la première de ces deux raisons principalement , que nous sommes encore plus avares de l'instrument tranchant dans l'ouverture des dépôts froids , parce que ces maladies chirurgicales gagnent certainement contre les attaques de gangrène humide par leur disposition scrophuleuse, ce qui satisfait en même temps à la derniere raison, plus qu'ils perdent proportionnellement par les temps prolongés que doit parcourir leur guérison. Ainsi, si les pourritures surviennent quelquefois aux dépôts froids , & si leurs progrès y sont fort lents, comme je l'ai très-souvent observé, c'est toujours en raison compensée de leur état scrophuleux moins disposé à les

contracter, & de leurs temps de guérison prolongés où ils se trouvent plus long-temps exposés à l'imprefsion des caufes, c'est-à-dire, que les caufes externes ayant une action égale pour les dépôts froids & les inflammatoires, autant de degrés de cette laxité fenfible (40), dont ceux-là pourront manquer, autant de degrés d'action putride feront en vain imprimés fur le local, la furface de l'ulcere fera feulement affectée, & par-là érodée, fans que l'infection contagieufe puiffe fe porter au de-là de leur engorgement fcrophuleux; de-là vient que les ulceres qui font la fuite des dépôts froids, d'abord après leur ouverture, fuppurent en général plutôt plus abondamment & même plus long-temps que les autres, & qu'ils ne diminuent jamais auffi confidérablement que le fait un dépôt inflammatoire, dans un temps donné, par ex. dans l'efpace du premier au fecond panfement; de-là vient auffi que, par la même raifon que l'infection con

E 3

tagieufe ne peut pas fe propager
au loin, les forces de la nature,
agiffent également en totalité, fur le
corps de la partie ulcérée, avec
moins de changement de circulation
locale que dans les autres cas ; c'eft
pourquoi la forme d'un ulcere fcrophuleux ne change prefque point,
quoiqu'elle diminue ; c'eft pourquoi
encore les marques de la cicatrice,
en font toujours d'une empreinte
plus durable, toutes chofes d'ailleurs
égales, que celles d'un abfcès chaud
ou inflammatoire. Ce ralentiffement
des forces ofcillatoires, qui fuppofe
toujours un défaut de compenfation,
joint à l'état de congeftion dont les
fluides fe trouvent fufceptibles, produit bientôt à l'impreffion des moindres ftimulans topiques des engor-
gemens dans les environs de l'ulcere,
qui font les principes des callofités
ou des bords durs qui s'oppofent
ou retardent beaucoup la guérifon
de la folution de continuité, & qui
par la même raifon réfiftent prefque à toute impreffion contagieufe.

58. En considérant bien attentivement les vues de la nature dans
la féparation de l'efcarre putride,
on trouve depuis l'état de mortification, jufqu'à celui où la nature
eft revenue, pour ainfi dire, à fon
intégrité, une fuite de mouvemens,
continuellement variés, d'un ordre
& d'une compenfation fi jufte &
fi néceffaire, qu'il n'eft point bien
difficile de croire que peu de chofe
peut troubler cette fage mere, qui
feule femble avoir le droit de les
mettre en jeu. Que de défordres en
effet, lorfque l'art ne foutient pas
ces efforts naturels, lorfqu'il les con-
trarie! La longueur du temps de
cette opération naturelle nous rend
quelquefois & que trop fouvent
impatiens, & nous oblige, pour
vouloir faire marcher la nature plus
vîte quelle ne peut, à employer des
reffources d'autant plus cruelles,
qu'elles font inefficaces dans la plupart des cas de gangrene.

L'action des cauftiques fur les parties humaines eft d'abolir toute action

organique des vaisseaux sur lesquels elle imprime ; elle ne peut donc qu'anéantir toutes les dispositions & les avances que la nature peut avoir faites pour le méchanisme de la séparation de l'escarre ; elle ne peut qu'établir une mortification plus prompte, & même plus étendue, suivant nos procédés à en faire usage.

59. Les forces vitales mal employées peuvent donner différens degrés de force à la mortification putréfiante ; ce qui n'est certainement pas réciproque : c'est-là le seul cas où les caustiques puissent être employés utilement pour borner les progrès des gangrenes humides, indications qui sont ici communes avec celles que nous présentent certaines productions vicieuses de la nature, comme les excrescences, les loupes, &c. La chaleur, l'humidité (10) que le corps humain fournit aux pourritures, paroissent donner toute la nourriture à ces détériorations, & semblent par les raisons ci - dessus

indiquer conséquemment les caustiques ; mais ces causes sont trop générales, & constituent de trop près le jeu du principe vital, pour chercher à les éteindre, elles ne sont que causes formelles de la putréfaction, & quoique motrices de la contagion, elles sont inséparables des agens de la nature à se défendre. De-là il est clair que nous devons chercher d'autres indications pour employer les caustiques dans les pourritures, ou que nous devons du moins nous attacher à plus distinctement apprécier les cas de celles-ci, qui méritent par leur objet notre plus grande attention.

60. Toute la contagion putréfiante d'un Hôpital, imprimée sur un malade, semble se reduire à un affoiblissement général des forces naturelles & vitales, qu'il est plus essentiel de relever & de corriger, en rectifiant les digestions, & en ramenant à leur premiere vigueur leurs propagations oscillatoires, dont la seule dépravation nourrit, plus

encore que la chaleur & l'humidité la putréfaction, que de tenter fur le local une pratique qui eft capable d'anéantir tout mouvement organique & les plus forts agens du méchanifme de la féparation de l'efcarre.

Une fois que les caufes de la putréfaction ont été mifes en jeu, il faut dans la nature des forces fupérieures à celles qui l'ont fait céder à la violence de la contagion pour les furmonter ; les progrès du mal font à la vérité locaux, mais leur principaux agens dépendent de toute la machine humaine affoiblie, ce qui eft évidemment prouvé par les moyens que nous mettons ordinairement en ufage pour le réparer ; en ayant recours aux cordiaux, ranimans & fébrifuges : le cautere ne pourroit donc qu'augmenter cet état de foibleffe générale, d'autant plus qu'il tendroit à épuifer ce qui entretient & procure la foupleffe (48) qui fait le plus fort appui des ofcillations vitales.

61. Dans la partie affectée le relâchement n'indique jamais les cauftiques, l'érétifme paroît encore moins
les exiger, parce qu'ils feroient plutôt
capables de l'augmenter, comme l'a
fort bien remarqué M. Quefnai dans
plufieurs endroits de fon traité de
la ganregne ; mais la force des mouvemens fpontanés de la putréfaction
à abforber & à fuccer, pour ainfi
dire, certains fluides fanguins, principaux inftrumens de ces détériorations, nous les indiqueroient plus néceffairement : or, quels fignes pou-
vons-nous encore avoir de ces caufes locales & de leurs degrés ? Eft-
il certain qu'elles exiftent toujours
dans ces cas ? rien ne nous le prou-
ve précifement. Mais, fuppofé que
cela arrive plus fouvent que nous
ne nous y attendons, les topiques
fpiritueux font capables de diminuer leur plus grande violence, &
d'effacer par là une partie de leurs
mauvais effets ; auffi, lorfque l'ufage
de ces reffources fe trouve inutile ou
infuffifante, nous voyons en preuve

devenir opiniâtre, la douleur inséparable des progrès de la mortification
humide (49) : ainsi nous devons
donc, à l'exemple des bons Praticiens,
n'appliquer les cauftiques & fur-tout
le feu, qu'après que l'ufage des anti-
feptiques ne fe rencontrera conftamment d'aucune efficacité; nous fui-
vrons en cela le confeil d'Hippocrate,
jufqu'à ce que nous ayions des fignes
plus certains de ces degrés des vices
locaux, caufes principales des pro-
greffions putrides, que les anciens
ne perdoient certainement point de
vue dans leur pratique *, & auxquelles nous foyons affurés que rien
ne puiffe plus problablement s'oppofer que les remedes cauftiques.

62. De tous les topiques donc,
il n'y en a point qui dérange plus
l'ordre bénin des caufes de la mor-

---

* Les anciens appliquoient les cauftiques
actuels fur les gangrenes qui attaquoient les
parties les plus humides, les plus graiffeufes,
&c. Voy. ce qu'en dit M. Quefnai, trait. de
la gangr. p. 55. 56.

tification (29 & fuivans) que les
cauftiques, fur-tout lorfque leur effet
s'étend jufqu'au vif ; il eft même
évident qu'il n'y a rien qui trouble
plus l'ordre réglé des pas de la
nature à s'oppofer à ces progrès
de putridité, que leur application.
M. Charmetton *, M. Sharph ** &
d'autres grands praticiens nous donnent affez à connoître les défavan-
tages & les inconvéniens de l'application du feu fur des parties humaines
que la mort pourfuit, ainfi que la
délicateffe de conduite & le prudent
ménagement qui doivent accompagner nos procédés dans les cas épineux de pratique qui peuvent exiger
pareils topiques ; c'eft pourquoi après
des exemples auffi autentiques nous ne
fommes guere dans l'ufage d'appliquer les cauftiques fur la mortification, & nous avons en conféquence

---

* Prix de l'Acad. Roy. de Chirurg. t. 2.

** Recherches critiques fur l'état préfent de
la Chirurgie.

tout l'agrément & tout l'avantage d'obferver plus réguliérement les divers degrés de gangrene & de fphacele, comme la caufe & l'effet de la plus ou moins grande impureté de l'air dans un Hôpital, en concurrence avec tous les agens qui peuvent altérer l'athmofphere, que nous allons à préfent tacher d'évaluer fuivant les rapports les plus connus.

63. Si l'humidité eft un grand agent de la putréfaction (10), fi l'humidité conftitue effentiellement le jeu du principe vital (48, 59); il eft certain que ce ne peut être que les variées combinaifons de ces deux & mêmes qualités de fubftance, qui, après un jufte examen de la compenfation des proportions de leurs actions correfpondantes quoiqu'éloignées, doivent nous donner les raifons des temps & des lieux où les gangrenes humides font plus ou moins fréquentes dans les uns que dans les autres.

64. Les exhalaifons de la terre prennent des directions différentes,

suivant les agitations de l'athmosphere qui les reçoit ; les exhalaisons d'une riviere son sujettes aux mêmes loix, & étant beaucoup plus humides que celles de la terre, elles conservent les unes avec les autres, jusqu'à ce qu'elles soient disposées à se confondre, un certain parallelisme, même malgré les tours & détours qu'elles subissent au gré de l'air, leur véhicule.

65. L'effet digestif (8) de cet élément sur pareilles (64) exhalaisons consiste donc, pendant leur transmigration, à les mêler, à les confondre plus ou moins promptement, suivant qu'elles sont d'une nature plus ou moins homogene, & suivant qu'elles se trouvent d'un rapport de quantité plus ou moins grande, surchargeant ou facilitant l'effet de leur mélange. Les exhalaisons d'une terre, avec celles d'une riviere, par les mêmes raisons de disparité de substance, font un certain chemin tendant transversalement vers l'horison sans se confondre ; & les effets de la digestion

aérienne dans ce cas ne peuvent que rendre cette digestion imparfaite, & le résultat différent en constituer ou le brouillard ou la pluie.

66. Une certaine étendue d'eau produit, par les exhalaisons, un athmosphère également humide : deux étendues d'eaux différentes produisent deux exhalaisons aqueuses, isolées par l'interception d'une exhalaison terrestre, & gardent dans leur parallelisme même, avant qu'elles aient eu le temps de se confondre dans l'athmosphere, un certain équilibre par leur gravité & homogénéité spécifique. L'élasticité de l'air est inévitablement moindre pendant l'existence & dans l'existence même de cet équilibre ; & si-tôt qu'il se perd, ce qui arrive tôt ou tard nécessairement à une certaine étendue de semblables exhalaisons portées au de-là des forces de la nature aérienne, par la sous-élévation des nouvelles de l'un & de l'autre genre, l'excrétion de la digestion que l'air en opere, ou la chûte du résultat

des

des particules exhalantes digérées, beaucoup plus aqueuses (65), & par conséquent plus humides * entre deux rivieres, sur-tout entre un espace compris dans l'angle de la réunion de deux rivieres, qu'au bord d'une seule riviere, qu'au bord de la mer même,

---

* *Plus humides* : les Physiciens disent que l'eau pure donne le premier & le plus fort degré d'humidité : Boerhaave nous dit, aph. 30, t. 1, *que les molécules élémentaires de l'eau considérées séparément sont inaltérables, & d'une consistance très-dure.* Suivant l'étymologie du mot, il nous semble qu'un certain mélange de terre & d'eau, constitue plus essentiellement la qualité humide, que l'eau toute pure ; si les exhalaisons étoient en conséquence entiérement & purement aqueuses, elles feroient moins humides & moins putréfiantes : leur combinaison rend, dans les cas dont il s'agit, les exhalaisons terrestres concentrées par les exhalaisons aqueuses, effet sans lequel la vitalité humaine n'échoueroit point à leur impression altérante, puisqu'elle est essentiellement constituée dans des dispositions opposées, c'est-à-dire, dans la concentration des parties aqueuses par les terrestres.

F

oppofé, au principe vital qu'il y rencontre, plus de difficultés à fa végétation animale, que dans tout autre lieu : auffi l'on voit les principes putréfians rendre en général, les maladies qu'ils conftituent effentiellement, plus fréquentes & accompagnées de progrès plus rapides entre les deux rivieres de la ville de Lyon, que hors de ces deux rivieres ; la fituation de cette ville, au pied d'une montagne, contribue encore à conferver plus long-temps le fufdit équilibre, & rend néceffairement le réfultat de fa chûte plus tendante vers le côté oppofé, c'eft-à-dire, vers les Broteaux, que vers Fourviere.

67. Pour couper court, les mouvemens de refpiration des citoyens fitués entre deux rivieres, genent, par la raréfaction de la chaleur qui en réfulte, les bornes que les deux exhalaifons aqueufes oppofent à la terreftre mitoyenne, les confervent jufqu'à un certain point, pour ainfi dire, de diftenfion qui, portée trop loin, cede à la fin, & fuccombe à l'élé-

vation & à la force diftendante outrée.
Les mouvemens fpontanés fubjacens
attirent ces débris dont ils ont befoin
pour la fuite de détérioration des
fubftances dont ils fe font emparés;
ils abforbent, pour ainfi dire, ces
mêmes débris impurs & humides
jufqu'à épuifement de la matiere réful-
tante de la chûte du fufdit équilibre perdu, & ceffent enfuite ou
s'affoibliffent jufqu'au renouvelle-
ment d'un autre équilibre fuivi de
fon abolition comme le précédent.
Ces états variés & fucceffivement
renouvellés de l'athmofphere forment
l'alternative des temps où il y a plus
de maladies dans une ville, & de
ceux où il y en a moins, & l'alternative des temps où les gangrenes humides font plus communes aux malades d'un Hôpital, & de ceux où
elles le font beaucoup moins :) les
faifons chaudes, froides, venteufes,
& leur changement plus ou moins
prompt, varient & modifient encore
confidérablement tous ces agens.

68. La fage & prévoyante adminif-

tration de l'Hôtel-Dieu de Lyon a
su faire fabriquer depuis peu un
second dôme très-avantageux à pro-
longer le trajet du susdit équilibre
perdu dans la salle des blessés, aussi
les gangrenes humides s'y trouvent-
elles aujourd'hui beaucoup moins
fréquentes qu'avant ce nouvel édifice.
La situation avantageuse de cette
Maison, au bord d'une des deux
rivieres, l'expose moins à la chûte
directe de ces débris qui se fait
entre les deux; mais les premiers
réjaillissemens des exhalaisons aqueuses, plus voisines, rendent en ré-
compense les suites de leur impression
plus rapides : voilà les causes qui,
jointes par compensation à celles que
nous venons (66, 67) de décrire,
& à quelques autres, peuvent donner des raisons plausibles, pourquoi
les gangrenes humides se trouvent
plus fréquentes dans l'Hôpital général de la ville de Lyon, que dans
plusieurs autres Hôpitaux (toutes
choses d'ailleurs égales,) causes inévitables dans quel lieu que ce soit

de la ville où l'on peut fituer l'Hôpital, vu la force fupérieurement ab-
forbante des mouvemens fpontanés
que paroît fubir une affemblée de
malades de tous les genres contenus
dans une même falle. A part les
avantages des dômes & d'autres
conftructions de cette Maifon, qui
ne font pas moins favorables à la
falubrité de l'air néceffaire aux malades, qu'elles font plus diftincte-
ment le fruit d'un zele & d'une
prudente fagacité, digne d'admiration dans la perfonne des Adminif-
trateurs, il eft très-certain que cet
Hôpital ne fauroit être mieux placé
dans toute la ville & dans les environs prochains même de la ville,
parce que ce qu'il gagneroit de plus,
fitué dans un air moins humide, il
le perdroit fupérieurement & au de-
là par la néceffité d'un plus long
tranfport des malades, & par le
défaut de décharge de toutes les impuretés croupiffantes & dangereufes
communes à tous les Hôpitaux, dans
le courant d'une riviere qui lui eft
contigue.   F 3

69. L'Hôpital de la Charité de cette Ville est situé plus près de l'angle formé par la réunion de la Saone avec le Rhône, & les maladies putrides n'y ont cependant aucuns de ces caracteres pandémiques que nous voyons si constamment envahir de préférence le grand Hôtel-Dieu. Les raisons de cette différence très-digne de considération en sont claires & évidentes : 1°. Cette Maison est plus éloignée que l'autre de la chûte directe des débris de l'équilibre susdit, que nous avons dit fournir plus d'humidités (66) favorables au jeu des mouvemens spontanés. 2°. L'impression de la qualité aérienne humide sur les corps humains étant par-tout uniforme, même générale, mais successive sur les parties d'un même corps, il s'ensuit de-là, qu'un homme qui jouit de son *idiosyncrasie* particuliere, dépendante en partie de son athmosphere, en approchant ou passant dans un concours de qualités aériennes plus humides & putré-fiantes, reçoit une température dif-

férente (11, 12) modifiée plus ou moins promptement par ce changement d'air, fuivant l'éloignement des effentielles qualités de l'état de l'un & de l'autre, & fuivant que cette impreffion altérante & fucceffive, peut encore être différemment variée par l'intégrité & la non intégrité du corps qui la fubit : ainfi, plus dans cette fucceffion d'action relâchante les folides du corps fe trouveront de température uniforme, plus la communication ou abforption d'humidité fera égale, & moins par conféquent elle fera dangereufe : plus les folides humains fouffriront folution de continuité, plus l'effet de communication fera inégalement compenfé, & plus encore la partie localement affectée échouera à l'impreffion humide, (à part tout ce qui appartient aux autres caufes putréfiantes.) Dans ce cas, plus l'acquis du bon ou du mauvais état de l'ulcere aura dépendu ou dépendra d'une température primitive ou dégénérée, plus il fuccombera aux mauvais effets inséparables du changement de nature par communication d'humidité ; de-là vient que, plus un homme est malade en entrant dans un Hôpital, plus il est disposé à recevoir augmentation de la détérioration de son état (12) ; de-là vient, par une raison inverse, que l'Hôpital de la Charité de Lyon n'étant destiné quà recevoir des pauvres indigens qui se portent assez bien, & aucuns pour unique sujet de maladie, ceux qu'on y admet y subissent primitivement, & avant qu'aucune cause déterminante de putréfaction ait pu être mise en jeu, un affoiblissement général de tempérament, ou un tempérament phlegmatique, qui se naturalise à l'air de l'Hôpital, & qui dans les cas de plaies ou d'ulceres, lorsqu'ils lui surviennent ensuite, est disposé à laisser suivre à ces maladies avec beaucoup moins de danger, quoique plus lentement, le changement de circulation locale nécessaire à leur guérison. Ce relâchement général donne même à quelques pau-

vrès dans cette Maison plus d'embonpoint qu'ils n'en avoient dans la
ville., au milieu de leur misere &
de leur disette. 3°. L'intensité de
ce même relâchement général ralen-
tit avec le temps les circulations des
fluides, expose le corps à des con-
gestions en premier lieu générales, qui
donnent ensuite plus aisément naif-
sance à des particulieres, & par les
raisons établies (40., 57) rendent,
dans des tempéramens devenus moins
ébranlables, leur solution de continuité consécutive infiniment moins
susceptible de l'impression des principes humides & putréfians. 4°. Les
mouvemens spontanés, que supposent
toutes les maladies en concours, ont
bien une moindre force absorbante
dans l'Hôpital de la Charité, que dans
l'Hôtel-Dieu; ce qui est d'autant
plus vrai, que la matiere inspirante
ou attractive de ces débris impurs
& humides (67) perd toute sa valeur en ce genre, par une quantité
de malades beaucoup moindre, par
leur emplacement séparé dans des

appartemens particuliers , où ils sont très- distinctement logés suivant leur rang d'âge , de sexe , & même de genre de maladie , comme cela s'observe constamment & favorablement dans plusieurs autres Hôpitaux , par la foiblesse de la nature humaine à en constituer l'essentiel de l'attraction , puisque l'on voit ici presque toujours partir , des malades vieux & avancés en âge , ce qui fait dans ce cas les plus puissans & les plus précipités moteurs des mouvemens spontanés, qui doivent recevoir d'autant plus de vigueur & de célérité dans leurs agens , qu'ils sont plus animés par le concours des jeunes hommes malades , où la nature est dans sa plus grande vigueur * , & qu'ils trouvent un sur-

----

* Des fonctions qui aient quelque rapport avec la transpiration pulmonaire & cutanée sont inséparables de tous les corps qui existent ; elles ajoutent à l'attraction , dans les mouvemens spontanés , toute la force d'action dont ils peuvent être susceptibles , & l'on ne sauroit nier que ce ne

croît de détérioration dans leur propre hétérogénéité. Voilà des caufes plus qu'il n'en faut pour perfuader que, fi la mortification humide des parties humaines n'arrive point aux malades de la Charité comme à ceux de l'Hôpital, malgré la fituation de cette Maifon plus près de l'angle de la réunion des deux rivieres, la caufe n'en eft point pour cela fi cachée, quelle foit inacceffible à des recherches ultérieures.

70. Les perfonnes qui ont foin des pauvres malades dans quelle efpece d'Hôpital que ce foit, ne fauroient être fouftraites à l'impreffion de l'impureté aérienne : il y a cependant une confidération à faire à leur fujet, c'eft qu'elles font, pendant le premier temps de leur fervice, beau-

---

foit de pareils agens, qui, effentiels dans toutes les fubftances en putréfaction, détériorés, augmentés fous les défauts des caufes fenfibles (not. du 1.) qui les font fubfifter, ne jouent à-peu-près un femblable rôle de décompofition.

coup plus exposées aux inconvéniens
que l'état fragile & variable du changement de leur *idiosyncrasie* rend
inévitables. Une fois que ce temps est
passé, ce qu'on appelle *être fait à
l'air de l'Hôpital*, les tempéramens
moins ébranlables se trouvent moins
susceptibles de recevoir les effets de
l'impureté aérienne & putréfiante ; c'est
pourquoi nous voyons des infirmiers
& des infirmieres se porter aussi bien
dans un Hôpital que dans la Ville,
sans pour cela que l'on puisse nier
que la racine de tempérament dans
toutes les personnes d'Hôpital ne soit
toujours incontestablement plus foible :
il est certain, en effet, que ce qui
établit & produit la pourriture, ne
sauroit être capable de fortifier le jeu
du principe vital, quoiqu'une même
qualité, savoir l'humidité*, soit essen-

---

* On peut dire de la chaleur & de l'humidité, ce qu'Hippocrate nous a dit de
l'air dans un sens à peu-près semblable : de
flatib. Sect. III. *Mortalibus autem hic (aër)
tum vitæ, tum morborum, ægrotis causa est.*

tielle dans l'un & dans l'autre. Or, cette cause d'impureté ou de décomposition réellement existante chez toutes les personnes employées de près au service des pauvres, est considérablement affoiblie, & même presque anéantie par l'air plus salubre de la campagne, ou du dehors de l'Hôpital seulement, qu'on va de temps en temps respirer.

71. La transpiration cutanée & la transpiration pulmonaire sont une évacuation de fluides séreux, qui, étant indispensable, se fait d'autant plus aisément que l'athmosphere qui les reçoit, se trouve plus ou moins chargé d'humidités qui leur sont analogues. Tout comme il arrive, que l'eau qui, ayant dissous une certaine quantité de sucre, de sel, de manne, &c. devient plus ou moins impuis-

---

On ne sauroit donc douter que les mêmes causes de la vitalité ne deviennent dans leur dégénération celles de la mortalité, & que *la même cause qui nous fait vivre, ne nous détruise inévitablement.*

fante ou difficile à en diffoudre davantage ; de même l'air, chargé de ces humidités impures qui n'ont pas encore eu le temps d'être digérées ; s'oppofe au cours libre & néceffaire de la tranfpiration humaine tendante à l'homogénéité des exhalaifons déjà exiftantes ; état qui répugne à la nature, & qui fait en même temps obftacle à une bonne digeftion aérienne. Cette retention des fluides dans le corps humains abreuve les folides ; l'infirmier qui fent fé bien porter au moyen d'une nourriture bonne, réglée & corroborante, chaffe pour un temps, même pour un long temps, les effets maladifs de ce relâchement, qui tôt ou tard fait fentir fa violente contrariété & fon imcompatibilité avec la nature. Cette vérité eft fi conftante, que les Chirurgiens expofés à l'impureté aérienne de plus près que perfonne lors des panfemens, fe reffentent de la contagion d'Hôpital, plus qu'aucun de tous ceux qui font chargés du foin des pauvres. Les fuites fâcheufes & putrides qui

arrivent fi aifément à leurs doigts,
lorfqu'à la moindre folution de continuité de ces parties ils n'ont pas un
grand foin de les munir contre les
caufes fenfibles, & principalement
contre celles de contact, nous en font
des preuves affez convaincantes. Les
progrès rapides de putridité dans les
maladies internes, pour venir à l'appui de nôtre théorie, fe manifeftent
par des douleurs gravatives dans les
membres, qui ne font occafionnées
que par un relâchement, fuite d'un
défaut de reffort dans les folides
abreuvés des humidités qui fe trouvent déjà dans nous non perfpira-
bles, & de l'abforption de quelques-
unes de celles qui conftituent l'impureté de l'air. L'intenfité de ce relâchement produit une tenfion au
deffus des forces de la nature dans
les folides qui font de vains efforts
ofcillatoires pour le réparer ; de-là
les douleurs gravatives : c'eft pourquoi
pendant deux fois que je me fuis
trouvé malade & alité par de fim-
ples plénitudes des premieres voies,

à peine avois-je quitté cette nourriture corroborante, qui faisoit con-
trebalancer les solides de mon individu avec l'impureté de mon athmosphere, d'une élasticité bien diminuée ; à peine m'étois-je réduit à
la diete, & par conséquent aux boif-
fons aqueufes & délayantes, que je
reffentois dans le milieu de mes bras,
avant-bras, cuiffes & jambes, des
douleurs confidérables, & qui m'é-
pouvantoient, comme fi ces parties
m'avoient été meurtries par les coups
les plus contendans ; fymptomes qui
difparoiffoient parfaitement d'abord
après l'évacuation d'une partie des
humeurs corrompues : plufieurs de
mes Confreres m'ont affuré avoir
éprouvé le même effet.

72. Or, fi plus les exhalaifons,
ou les corpufcules dont l'athmofphere
fe trouve chargé, s'éloignent de la
nature homogene qui peut fubfifter
entr'elles (8, 65), plus eft laborieufe leur digeftion aérienne ; fi, plus
ces mêmes particules, foit humides ou
autres, s'approchent en nature , ou

font

font analogues. & homogenes avec celles que de nouvelles exhalaifons doivent apporter (71), plus eft difficile. & même impoffible leur digeftion aérienne, qui en fufpend en conféquence fon effet, parce que, forcée par-là de garder toujours leur même équilibre, elle forme un obf-tacle invincible aux nouvelles évaporations des particüles de même genre; il femble s'enfuivre de ces deux af-fertions, qu'il n'eft prefque pas poffible de trouver le point de l'athmof-phere propice à la vitalité, état qui eft cependant auffi néceffaire qu'il eft commun : pour refoudre notre problème, il faut déterminer les peines qu'apportent, dans une digef-tion, l'hétérogénéité des fubftances & leur homogénéité. Les mêmes conditions, qui accompagnent la digeftion animale, font inféparables par comparaifon de la digeftion aérienne : dans l'un & l'autre cas, les fubftances homogenes nuifent par leur excès & les hétérogenes par leurs qualités incompatibles entr'elles.

G

L'homme ne sauroit vivre long-temps & en bonne santé, s'il étoit obligé contre sa coutume d'assujettir sa nourriture, quoique frugale, à un même genre d'alimens, la variété en est nécessaire autant que les forces digestives dépendent d'agens variés ; mais comme la nature ne porte jamais cette variété si loin que le fait l'homme des substances dont il ambitionne de se nourrir, l'hétérogénéité est, plus souvent qu'on ne voudroit, un surchargeant fardeau pour les agens digestifs. Ainsi une substance homogêne, soumise à la digestion, ne met en jeu qu'un genre d'agens digestifs, & en laisse dans l'inaction, le plus grand nombre, dont la dépendance réciproque constitue l'état le plus naturel du corps humain ; ainsi une substance trop hétérogene épuisera d'autant cette réciprocité de rapports d'agens trop répétée dans un temps donné : donc l'homogénéité ne répondra qu'imparfaitement aux agens digestifs, ou, pour mieux dire, ne répondra qu'à un genre d'agens di-

geftifs ; donc l'hétérogénéité furpaf-
fant les forces de la nature ajoutera
toujours à l'indigeftion, toutes chofes
d'ailleurs égales ; donc la digeftion
de l'air fur les exhalaifons, celle de
l'homme fur les alimens, feront d'autant plus parfaites, que les parties
homogenes deftinées à cette fonction ;
après avoir épuifé les agens qui leur
répondent, feront variées proportionnellement à ceux qui doivent être fucceffivement mis en jeu, & felon que
l'hétérogénéité ici favorable ne fup-
pofera pas des fubftances incompatibles entr'elles, ni d'une variation
répétée au deffus des forces naturelles;
donc les fubftances homogenes & les
hétérogenes ne nuiront jamais à la
nature que par l'excès de leur effentiel caractere ; donc un athmofphere
fera toujours plus ou moins falutaire,
plus ou moins nuifible à la vitalité,
felon que les particules dont il fe
trouvera chargé, feront par leur homogénéité plus ou moins obftacle à
l'arrivée des nouvelles exhalaifons
de la même efpece, & felon que par

leur hétérogénéité elles se trouveront plus ou moins au dessus des forces digestives dans l'air, tout comme dans la digestion animale. Or il arrive souvent dans ces cas que l'hétérogénéité favorise l'homogénéité ; & réciproquement : tout comme nous ne voyons que trop fréquemment les forces viciées, produites par l'hétérogénéité, ajouter considérablement à celles de l'homogénéité ; & réciproquement : ce qui constitue le plus fort degré d'impureté de l'air, ou celui qui approche le plus de la malignité putréfiante ou décomposante.

73. M. de Sauvages fait consister la fievre dans l'augmentation des forces vitales au dessus des forces musculaires. Les unes sont donc si différentes des autres, qu'un homme peut être bien vigoureux quant aux dernieres, & bien foible quant à tout ce qui concerne les premieres : ce cas peut certainement être réciproque dans tous ses rapports, mais non point sans des résultats bien différens. La vitalité dépend d'une suite de

mouvemens d'autant plus fufceptibles
d'interruption ou de ceffation , que
leur fucceffion ofcillatoire fe trouve
obligée d'être plus prolongée ; auffi
les hommes grands & gros , où les
ofcillations des folides ont plus de
chemin à faire que dans les petits,
pour parvenir à l'extrêmité de leurs
propagations , font fujets à plus facilement échoir aux caufes humides des
impreffions contagieufes. Le fort em-
ploi des forces animales dans ce cas
n'eft point compenfé par le jeu libre
des forces vitales noyées dans l'humidité putréfiante ; auffi les Chirurgiens d'une taille fort haute , & qui
paroîtront les plus robuftes, en général, & toutes chofes d'ailleurs égales,
réfifteront beaucoup moins à l'impureté de l'air d'un Hôpital que ceux
d'une taille médiocre , & où les folides auront pris leur affiette de fer-
meté & de circulation la plus conftante & la moins fufceptible d'interruption. L'ufage que la volonté humaine fait faire des forces animales
eft toujours fubordonné , & bien plus

elles s'exécutent ordinairement sans
aucun égard à la valeur actuelle des
forces vitales, qui cependant de loin
les constituent essentiellement & les
modifient : les forces musculaires sont
donc telles, que les fonctions naturelles de nutrition & d'accroissement les
ont semées & établies : la force de ces
mouvemens volontaires n'est point susceptible ici d'une diminution prompte
& faite tout à coup pour se trouver
proportionnée au jeu foible & diminué
des forces vitales, leur principe éloigné;
elle est par conséquent un surchargeant fardeau dans tous les cas d'affoiblissement de celles-ci, & plus encore dans les cas de leur détérioration, ce qui aggrave les maladies
dans les personnes en apparence les
plus robustes : voilà pourquoi une
longue expérience ne peut que confirmer nos assertions, qu'un homme
grand, qu'un homme qui jouit de
l'embonpoint le plus florissant, est toujours le premier exposé à ressentir
plutôt que les autres les funestes
effets de l'impureté de l'air d'un
Hôpital.

74. Par la même raison que cette laxité (40) rend les parties plus fusceptibles de mortification : en rendant le cas particulier entièrement applicable à *l'idiosyncrasie* d'un homme. généralement prise, puisque rien ne s'oppose aux effets qu'amene cette conféquence, nous trouverons que, plus les tempéramens font fenfibles, plus ils auront de difpofition à abforber les effets de l'impreffion contagieufe ; voilà pourquoi en général les Chirurgiens d'Hôpitaux les plus fanguins, les plus fenfibles, refifteront moins que les autres, les bruns que les blonds.

75. Deux raifons oppofées femblent former ici une objection irréfoluble à notre théorie : Si, plus un homme eft malade en entrant dans un Hôpital, plus il eft difpofé à recevoir augmentation de fon mal (69); fi plus un homme a d'embonpoint (73) & par conféquent fe porte bien, plus il eft difpofé à échoir à l'infection contagieufe : quel eft donc celui qui eft le plus capable de réfifter à l'air

d'un Hôpital? les rapports de ces
deux raisons bien compensés laissent
un milieu rarement existant, mais iné-
branlable, & un nombre assez grand
d'intervalles de ce milieu aux deux extrêmes qui nous fournissent des sujets
assez robustes & capables de servir
les pauvres : Or, les pas de la nature
ont un cours, au-dessus & au-dessous
duquel la vitalité est d'autant plus
ébranlée, qu'elle s'en éloigne; c'est
pourquoi le cours de cette même nature, dans l'un & dans l'autre cas de
ces deux raisons extrêmes, est beaucoup
plus rapide que dans le cas du milieu
qui est toujours le plus constant &
le moins variable sous la marche de
la nature la plus tranquille, comme il
arrive dans le tempérament d'un -hom-
me que les agens vitaux les plus mo-
derés ont aguerri à toute impression
capable d'ébranler les solides de son
individu. Donc un homme qui, en
entrant dans un Hôpital, se trouvera
affecté d'une maladie naturalisée depuis long - temps, sera agueri aux
impressions morbifiques ; dans un

fens, il ne fera ni bien malade, ni bien portant, & il fe trouvera par-là moins en état d'être ébranlé par l'im-pureté de l'air qu'un autre qui joui-ra d'un embonpoint d'autant plus floriffant, qu'il fera plus nouveau, & acquis depuis peu, ou qui cache-ra fous fon apparence la conftitu-tion naturelle la plus foible & la plus fragile, ou que la nature chez lui marchera d'un pas plus ou moins rapide à la vie ou à la mort.

75. Le degré d'humidité qui conf-titue la vie, doit être feulement fuf-fifant à foutenir les efforts de chaleur propre à perpétuer l'organifation ani-male ; il aide & favorife une cuite des parties, il les épaifit, il les folidifie : le degré d'humidité con-traire au naturel eft, par fon excès & fa difpofition (66 not.), effen-tiellement capable d'une diffolution des parties , plutôt que d'aucune organifation .... Le fcorbut eft l'effet d'un air très-humide concentré par l'humidité même au dépourvu

desexhalaisons terrestresintercepteés &
interceptantes : les étendues de terre sa-
blonneuse, leur défaut de partage ou
d'interception par les étendues d'eau,
s'opposent plutôt qu'elles ne favorisent
le degré d'humidité putréfiante ;
voilà pourquoi, dans certaines Isles,
malgré la concentration des exhalaisons terrestres par les aqueuses, les
effets maladifs en sont variés & modifiés suivant une proportionnée compenfation d'actions correspondantes
dans leurs premiers agens, qui éloignent la putréfaction, & ne constituent pas moins dans les hommes
qui les habitent la diffolution fanguine, caractere effentiel du fcorbut
dans certains endroits, & quelques
affections équivalentes dans d'autres.

La diffolution fanguine fcorbutique,
l'épaififfement fanguin vénérien dans
un contrafte d'actions détériorantes
donnent lieu à des affections contre-
nature prefque irréparables dans le
corps humain, lorfque ces deux
vices fe rencontrent enfemble, &
tout à la fois. Un Chirurgien d'A-

mérique vient de m'affurer que l'on voit trés-fréquemment dans ce pays, & dans prefque dans toutes les Ifles, des ulceres que l'on ne peut conduire à guérifon en aucune maniere, malgré qu'ils ne préfentent rien d'incurable en apparence. Le défaut d'humidité dans ces climats fait obftacle en général à la diffolution putride qui mettroit fin aux caufes vitales & morbifiques, comme il arrive dans les cas où ces deux vices oppofés des humeurs, ne contre-balançant pas leurs effets & ne faifant pas languir leurs agens de détérioration en même temps & réciproquement oppofés, lâchent la bride au cours des pas réglés ou non réglés de la nature.

76. On appelle pays marécageux celui qui, par des plans de terre & d'eau en affez grand nombre, interceptés les uns par les autres, fournit un athmofphere également humide, & contraire à la nature du principe vital (66, not. 71); auffi nous en voyons peu qui ne foient ou inhabi-

tables, ou y régner chez les Habitans une endémie très-remarquable: si la pourriture n'y a point lieu à cause du petit nombre des Habitans, nous ne voyons pas moins l'humidité aérienne dominante y produire constamment ou des fièvres, ou des flux d'humeurs intarissables par des ulceres habituels * ou d'autres affections endémiques, inséparables des régions marécageuses selon leur nature.

77. Or, si plus il y a dans un pays des étendues d'eaux & des étendues de terre différentes & interceptées (76), plus l'air y approche de la nature marécageuse, & plus par conséquent il y est mal sain. Par une suite nécessaire, plus

---

* Rien ne m'a tant frappé dans l'Hôtel-Dieu de cette Ville, que cette quantité d'ulceres habitue's, vulgairement dits *loups* aux jambes, dont sont incurablement attaqués presque tous les malades un peu âgés qui nous arrivent assez fréquemment de Bresse, pays le plus marécageux de tous les environs de Lyon.

il y aura de rivieres dans ou aux environs d'une Ville, plus l'air y fera humide, moins il y fera falutaire à une bonne fanté, (à part toutes les inductions qu'on peut tirer de la courfe de l'eau lente, rapide ou croupiffante) : Or, fi plus l'air eft humide, plus il eft putréfiant & décompofant, en fuppofant toujours le refte égal : plus un Hôpital fe trouvera placé aux environs de plufieurs rivieres, plus les malades bleffés y feront expofés à contracter facilement des gangrenes humides, ou d'autres affections contre-nature équivalentes, fuivant les rapports infinis dans les agens variés de décompofition.

78. Les conféquences pratiques que l'on peut tirer de la théorie que nous venons d'établir fe réduifent à remplir l'objet que nous préfentent les indications radicales & les indications préfervatives : 1°. On porte un remede certain à la racine du mal, en le combattant par le côté contraire aux caufes dominantes de la décompofition. Suivant que la chaleur,

l'humidité , l'air , la ceffation du mouvement commun ou de tolatité, font les fupérieurs agens de la diffolution des parties ; on doit s'oppofer à leurs effets de décompofition par d'autres agens plus forts & en raifons réciproquement oppofées aux premiers : en conféquence tous les moyens qui mettront en action des fubftances qui, au milieu de ces caufes des mouvemens fpontanés inévitablement exiftentes, pourront par elles contracter un certain degré d'épaififfement & de denfité, & le communiquer même aux parties , malgré leur défaut de cohéfion, feront les feules capables de former quelques entraves aux effets confécutifs des caufes putréfiantes & décompofantes ; donc les *gommeux aromatiques, les farineux, les acides ,* retarderont ces caufes , & les anéantiront même; donc ils feront les anti-putrides généraux & les plus efficaces. 2°. On prévient les maladies de putréfaction, en retardant ou en empêchant même l'effet des caufes qui les produifent;

en ôtant aux causes éloignées leur combinaison à constituer les causes prochaines, en détruisant ou faisant exactement obstacle à la vraie humidité décomposante ; ce que nous obtient efficacement le sable qui sert, pour ainsi dire, de philtre aux exhalaisons & empêche la concentration des unes par les autres, en arrêtant ou diminuant l'évaporation des terrestres, & en absorbant des aqueuses ce qui peut rendre léur transmigration d'une difficile digestion aérienne. Les mêmes moyens qui détruisent radicalement le mal, pourront prévenir ou s'opposer à son apparition par la prudence & la sagacité de ceux qui en sauront faire usage dans les Hôpitaux ou ailleurs.

COROLLAIRE I.

Donc l'impureté de l'air, dans les Hôpitaux, est une suite de l'impureté des corps humains qu'ils renferment, modifiée cependant par l'état varié de l'athmofphere, dans des raifons réciproques.

COROLLAIRE II.

Donc, la plus ou moins grande impureté de l'air eft inféparable des maifons hofpitalieres quelconques.

COROLLAIRE III.

Donc, plus il y aura de gangrenes humides ou de pourritures, ou feulement de difpofitions aux pourritures dans une falle d'Hôpital, plus, à proportion du dégré de ces accidens l'air y deviendra impur ; & réciproquement.

Conféquence théorique : il eft clair, fuivant l'enchaînement des vérités qui réfultent de ces trois corollaires, que tout concourt ici à établir que la connoiffance des caufes des maladies, qui eft l'objet le plus effentiel à faifir dans la Médecine, tient conftamment à celle de tous leurs effets connus & poffibles : il eft clair que la dépendance

dance réciproque d'état, dans l'exiftence de tous les êtres créés, ne
permet pas à un Phyficien de bien
connoître un corps fans l'autre, &
conféquemment à un Médecin ou à
un Chirurgien d'exceller dans une
partie de l'art, s'il eft decidé & porté
à l'embraffer exclufivement aux autres:
il eft également évident qu'on ne
fauroit connoître parfaitement le corps
humain & fes propriétés dans l'exercice de fes fonctions, fans prendre &
avoir en même temps des exactes
connoiffances de fon athmofphere
commun ou particulier, ainfi que
de la dépendance mutuelle & de la
correfpondance réciproque qui exifte
entre l'air & l'être animé qui occupe
tant d'efprits philofophes.

CONCLUSION.

On peut donc conclure que la
décompofition des corps eft une
détérioration conféquente des premiers
mouvemens de leur compofition, fuivant que la chaleur, l'humidité, l'air,

H

caufes communes à la vie & à la mort, par les variées modifications de leurs agens, & leurs multipliées combinaifons avec d'autres, tendent à conftituer ou à s'oppofer directement au mouvement commun ou de totalité qui fait l'exiftence vitale d'un corps où tous ces agens fe trouvent plus ou moins en jeu. Il eft même aifé de fentir par tout ce que nous avons dit que les marches de la nature font invariables & conftantes par-tout, & qu'un Chirurgien qui s'attacheroit à faifir précifement la réunion des connoiffances, des caufes, des effets, de leur ordre, durée, violence, réciprocité & intenfité, parviendroit parfaitement par les regles établies, & plus encore par celles à établir, à développer non-feulement le vrai caractere effentiel & naturel de ces maladies endémiques, mais encore la détermination précife de leur temps épidémique, & même de prognoftiquer, jufte, l'iffue heureufe ou malheureufe, le cours plus ou moins uniforme, plus ou moins durable, que fubira un ulcere une fois empreint des principes putréfians ou d'un commencement de gangrene humide; c'eft ce que l'on n'a qu'im- parfaitement démontré.

FIN.

FAUTES A CORRIGER.

PAGE 8, *ligne* 13, diminue plutôt qu'il n'augmente : *lisez* y diminue plutôt qu'il n'y augmente.

Pag. 9, *lign.* 13, une jeune personne : *lisez* une autre personne.

Pag. 10, *lign.* 22, *en note* : communication a & doit : *lisez* communication d'air doit avoir.

Pag. 13, *lign.* 23, établit évidemment la vigueur : *lisez* établiroit, comme nous voyons chez un homme qui se porte bien, la vigueur.

Pag. 20, *lign.* 23, *en note*, est inséparable : *lisez* est presque inséparable.

Page 30, *ligne derniere*, effacez la virgule.

Pag. 77, *lign.* 8, Sharph : *lisez* Sharp.

Pag. 79, *lign.* 10, effacez la virgule.

Pag. 107, *lign.* 10, qui mettroit fin aux causes : *lisez* qui offriroit une liberté d'action aux causes.